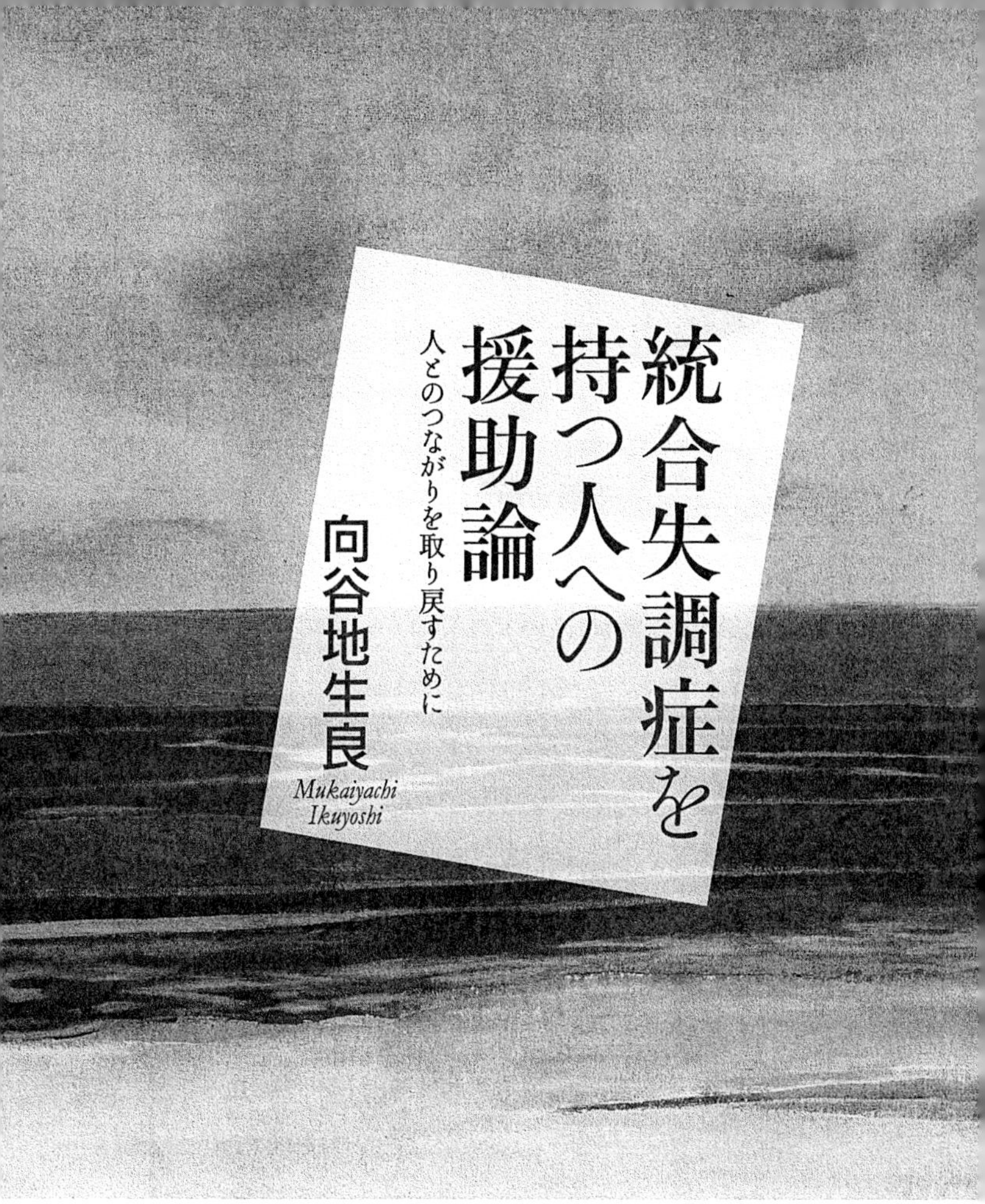

統合失調症を持つ人への援助論

人とのつながりを取り戻すために

向谷地生良

Mukaiyachi Ikuyoshi

Ψ

金剛出版

序章

当事者研究が開く世界

自分自身で、共に！

北海道の東南に位置し、日高山脈と太平洋に囲まれた三角地帯である日高管内の中心が、浦河町（人口一万四千六百人―二〇〇八年現在）である。日高昆布をはじめとする水産資源と、競走馬（サラブレット）の産地としても名高い土地で、五冠馬で知られる「シンザン」が有名である。毎年六月は、その浦河の国道に面した商店街は全国各地から訪れた「べてるまつり」の参加者たちが行き交い、にぎわいを見せる。地域経済が疲弊し、過疎化がすすむ浦河は、交通の便の悪さも際立っていて、札幌から鉄道を乗り継いでも約五時間の長旅を強いられる。そんな浦河に、三日間で、海外からのお客さんを含め、のべ一二〇〇人もの人たちが来町する。一日目の「浦河〝楽《がっ》〟会《かい》」は、地域住民を巻き込んだ「当事者研究」の場である。「当事者研究」とは、統合失調症などの精神障害を持つ当事者活動の中から生まれた一つの生き方、暮らし方のプログラムであり、認知行動療法的アプローチをベースにしながら、浦河ならではの発想と工夫を取り入れる形で育まれてきた。その特徴は、生きづらさを抱える当事者自身が「自分の専門家」「苦労の職人」としての立場から幻覚や妄想からの影響、服薬をめぐる苦労、生きがいや人生の目標、気分の変動、対人関係や就労にかかわる困難などに対して、仲間とともに、家族や支援者と連携しながら「研究」し、当事者ならではのユニークな生き方や苦労への対処法を見出して、現実の生活の中に活かしていこうとするところにある。

浦河町は、町民の生涯学習の取り組みに熱心で、精神障害回復者の活動拠点である「浦河べてるの家（以下べてる）」も長い間、教育委員会とタイアップしたイベントを数多く開催してきた。二〇〇七年からは、過疎化が進む浦河町に暮らす住民自身が、身近な生活上の苦労や地域の課題を、「研究」という視点からともに考え、解決策を見出していこうと、べてるまつりに合わせて「浦河〝楽〟会」がはじまった。狙いは「生涯学習の街、浦河」から「生涯〝研究〟の街、浦河」への脱皮である。「浦河〝楽〟会」は、当事者研究の発表を町民にも聞いてもらおう、とはじまったのだが、二〇〇八年は、当事者研究に町民を巻き込もうという発想から、一般町民の方々からも研究発表を募った。

その結果、常連であるべてるの家（以下べてる）メンバーに混じって、地域のパン屋さん、魚屋さん、図書館に勤める職員がエントリーしてくれた。やはり研究発表の中心は、べてるや浦河赤十字病院の精神科デイケアを利用するメンバーたちであり、自分の抱える症状や子育ての苦労をテーマに、そのメカニズムや研究によってみえてきた解決策を町民に向かって発表したが、そのメンバーに混じり、地域の人たちも、研究テーマを掲げ、自分たちの生活の苦労をユーモアたっぷりに語る場面は、みていて実に楽しく、暮らしの実感が伝わり自然と気持ちが温かくなった。会場となった街の小さな映画館「大黒座」（四六席）には、百人を越える町民が足を運び、立ち見も出る満員の盛況振りであった。

二日目は、当事者研究を実践している全国各地の関係者が一堂に会して「第五回当事者研究全国交流集会」が開催された。幻覚妄想分野、就労分野、結婚・恋愛分野など、それぞれの分野の苦労のエキスパートが、「自分の専門家」としての立場から、一八件の研究テーマをもとに、研究成果を披露しあった。当事者研究の面白さは、悩みや行き詰まりが「研究テーマ」となり、引きこもる自分の部屋が「研究室」となることである。そうすることにより、毎日の生活の中に、自然と研究の成果が根を下ろし、生活の質の向上と具体的な生活課題の解消が図れるようになって、毎日、どこでも、誰とでも、時間や場所の制約を越えて取り組むことが可能になる。

浦河では、研究テーマごとに「研究班」が立ち上がり、同じ困難を抱えたメンバー同士が共同研究をすることも珍しくない。一つを紹介すると、近所から聞こえる自分に対する〈悪口〉が気になり、引越しを繰り返してきた統合失調症を抱える当事者の新たな対処法は、仲間の獲得と、身近な人への積極的な挨拶であった。それは、住んでいる共同住居の向かいの主婦が朝、「おはよう」と声をかけてくれたことがきっかけである。彼は、それがうれしくて、今度は自分から挨拶をしてみようと心がけた。効果は覿面《てきめん》で、最近は引越しが止まり、今は、通行人から嫌な内容の声が聞こえても、その都度「研究する」という方法に変えたら上手く生活を安定させることができるようになった。また、極度の「罪業《ざいごう》妄想」にさいなまれ、この世の不幸はすべて自分が引き起こしているという自責の念から、自分の頭部を拳でなぐり、壁に打ちつける行為が止まらなかった女性メンバーが、「素直に自白し、石が飛んでくることを覚悟の上で」当事者研究の発表の場にエントリーしてきたことがあった。しかし、会場から伝わってきた発表のユニークさに対する笑いと、終了後の「素晴らしかった」という激励の言葉を聞いた瞬間、彼女は「あれ、私は病気かな」と思ったというエピソードもあった。自分の「罪を犯した」という感覚と、会場から伝わってきた肯定感の落差を実感したとき、「妄想」という硬い岩が動いたのである。

このように、従来は、治療や相談支援のテーマであった「被害妄想」も、同じような困難を抱える当事者同士の連帯と、「研究的な関心」を持つことによって、外在化され、当事者自身がコントロールできるようになった例が、多数報告されるようになってきた。その昔(一九七八年)、浦河という過疎地域に暮らす統合失調症を抱えた若者たちが集い、社会的な支援体制も皆無な中で「この町のためにできること」を模索し、日高昆布の産地直送に挑みながら、当事者研究という暮らし方の方法を生み出した。その当事者研究が、今、地域と精神保健福祉の現場に新しい可能性をもたらしつつある。

この当事者研究と出会う中で、統合失調症などを抱える当事者によって語られ、解き明かされた「病者の世界」は、従来、ソーシャルワーカーとして私自身が慣れ親しんできた〝常識〟や専門家の議論をくつがえす新しい発見の契機となった。それは、取り除かれ、克服すべき対象――病理――としての精神障害から「可能性としての病」の側面であった。

そこで思い出されたのが「認知・ヒューマニスティック・アプローチ」(小松、二〇〇二)で有名なゴールドシュタインの「クライエントの場からの出発」という言葉であり、それは、周辺の科学的知見と社会的、政治的な情勢に翻弄され揺れ動いてきたソーシャルワーク実践理論に対して、彼が到達した立場の表明でもある。ゴールドシュタインは、その実践のスタンスとして「クライエントが自分なりに理解している主観的世界を汲み取る」ことを重視する。それは、幻覚や妄想であっても、当事者の棲む世界の中に降り立ち、そこからともに生き方を模索してきたべてるの実践と符合する。この「主観的な世界の汲み取り」は、伝統的な精神医療が、幻覚や妄想を受け止めることを、病識を曖昧にして本人の思い込みを強化する、として長い間タブー視してきたあり方への挑戦であり、昨今、精神保健福祉の現場で急速に普及しつつある認知行動療法的なアプローチ（SST）が、セルフ・モニター（自己監視）を重視する方向性に重なり合う。

そこで大切になってくるのが専門家の〝わきまえ〟としての「この理解を達成するために、一時、われわれ自身の理論的仮定や社会的文化的な固定概念をわきに置き」、「クライエントに診断名を当てはめて分類し、対象化し、烙印を押すことになりがちな傾向を阻止して、クライエントを範疇化された対象としてではなく、われわれと同じ人間としてみていく」姿勢である。そこでは、「ソーシャルワーカーが、クライエントの主観性の意味を理解できるのに応じて、クライエントの行動や対応の仕方についての相互理解が深まっていく」とされる。さらに重要なのは「クライエントの主観的な世界や現実的な世界の意味を理解するためには、対話と反省を通して意識を高め、問題を見直し、前進していく過程が不可欠となる」ことである。

このとらえ方は、そのまま当事者研究が重んじる研究のプロセスと見事に重なりあい、まさしく、当事者研究の〝ワイワイ〟〝がやがや〟の研究風景が眼に浮かぶ。もし、ここでつけ加えるならば、現在の認知理論と行動理論の接近を考えると「対話と反省を通して意識を高め、問題を見直し、前進していく過程」の中には、「望ましい対処行動の獲得」という要素も不可欠となってくる。

もう一つ、当事者研究をすすめる上で大切な原則は「成果はワーカーによってもたらされるものではない。クライエントのみがニーズと目標を定め、かつそれらが達成できる可能性を持つ文化的・道徳的・社会的背景を配慮していくことができる」ことである。浦河には、援助の結果もたらされた恩恵に対して「○○先生のおかげで良くなった」と言われないようにするという伝統がある。生きづらさを「研究テーマ」として掲げ、試行錯誤しながら実践的な研究を重ねるプロセスからもたらされた成果は、その過程に参加した人たちすべてが平等に享受すべきものであり、援助者の実績としてそれはあってはならないのである。

当事者研究というアプローチは、長年の私自身のソーシャルワーカーとしての実践の一つの到達点である。そして、その経験を根拠づけてくれたのが「認知・ヒューマニスティック・アプローチ」であり、その世界への突破口を開いたのがＳＳＴ（Social Skills Training）であり、ＣＢＴ（Cognitive Behavioral Therapy）なのである。

今回、ここに収録した論文などは、主に精神保健福祉領域のソーシャルワーカーとしての実践の積み重ねの中から、特に認知行動療法的な視点を取り入れた取り組みを中心として発表したものをまとめ、一部加筆修正したものである。それらの実践を展開する上で常に意識してきたことは、まさしく「クライエントの場からの出発」であり、ティリッヒの言葉を借りるならば「降りてゆく実践」ということが出来る。しかし、三十年の臨床経験を持ってしても、現実がもたらす課題の重さと大きさに戸惑い、迷うことの多い日々を重ねている。しかし、希望は、統合失調症等をかかえながら困難多い現実を生きているクライエント自身の言葉と経験を紡ぐ中で見えてきた新たな世界である。その一端が、この本から多少でも伝わることをねがっている。そして、これまでの歩みがいかに拙いものであっても、この北海道の過疎地域で取り組まれてきた実践が、多少でも関心ある人達の経験と実践の深まりに影響を与えることが出来れば幸いである。

文献

小松源助『ソーシャルワーク実践理論の基礎的研究――21世紀への継承を願って』川島書店、二〇〇二年

パウル・ティリッヒ、松井二郎訳「ソーシャルワークの哲学」北星論集、一九七七年

統合失調症を持つ人への援助論・目次

統合失調症を持つ人への援助論——人とのつながりを取り戻すために——

第一章

精神障害者の生活拠点づくりの中で

べてるから学ぶもの

はじめに

札幌からＪＲに乗り苫小牧駅で各駅停車の日高線に乗り換えるとまもなくその風景は一変し、長閑《のどか》に草を食むサラブレッドが群れる牧場の風景と太平洋の海岸線が旅の時間の長さを忘れさせてくれる。待合を入れると優に四時間以上に及ぶ長旅を終えると小さな浦河駅が視界に入ってくる。かつては急行が走り、札幌と浦河は三時間ほどの距離だったのが、今は、乗り継ぎと単線ということもあり列車待ち合わせ時間が加わり、さらに不便となった。本州から列車で浦河を訪れる人達の多くが、この遠さ（一八〇キロ）に辟易する。私たちが、この距離を行き来しながら毎週のように全国各地の講演に出向いているというと本当に驚かれる。その浦河駅から数分程度、線路伝いに札幌寄りに歩いた国道沿いに「浦河べてるの家」がある。

べてるは、一九八四年に、浦河赤十字病院精神科を利用する回復者でつくった「回復者クラブどんぐりの会」のメンバーが中心となり、築き上げてきた生活拠点であり、事業の拠点でもある。現在は、地域に共同住居を一五棟、日高昆布など海産物の製造販売を営む事業所を一カ所（一九八九年設立）、福祉用具・介護用品の専門店を営む一方、紙おむつの宅配、日赤病院の建物・敷地管理、給食の食器洗浄や配膳業務の請負などをする会社（有限会社。一九九三年設立・従業員二五名）の運営も手がけている。また、当事者を中心に設立されたＮＰＯ（セルポ浦河）が新たな当事者支援に乗り出している。

過疎化が進み、地域的にも地場の企業や商店の相次ぐ倒産や経営不振の報を聞く中で、べてるは実によく健闘している。他の会社や事業所と決定的に違うのは、朝になってみないと果たして誰が出勤してくるのかわからないという、実に心許ない人たちによって支えられる職場だということである。しかも、人間関係という、あらゆる組織の生命線ともいえる部分に最も深刻な「もろさ」を抱えた人たちによって成り立つ組織、それがべてるなのである。そして、べてるは、そのもろさゆえに成長を遂げている組織であり、「企業体」であるともいえる。

私にとって、このべてると歩んだ日々は、精神医療を問い直し、地域を問い直し、自分を問い直し、そして人間を問い直す歩みだったといえる。ここで、その歩みの一端を綴ってみたい。

一　社会復帰とは——精神障害者との出会いから——

私が、浦河に赴いたのは、オイルショック後の不況が尾を引く一九七八年三月である。大学で一応社会福祉を学んだものの、求人は乏しく、希望の職種にありつくのは至難の業であった。就職コーナーに行くと、そんな乏しい求人の中でも、希望者がなく、いつまでも寂しげにかかっていたのが「浦河赤十字病院PSW一名募集」という一枚の求人プレートであった。当時も、学生のほとんどが都会指向で田舎は好まれない、という中で、就職活動から一切遠ざかっていた私のもとに、ゼミの担当教授から「浦河を受けてみないか」という一本の電話がかかってきた。一九七七年一二月のことである。

札幌から浦河までは、鉄道を乗り継ぎ、約四時間かかった。札幌から苫小牧を経由し、いよいよ日高路に入ると乗客も閑散とし、窓の風景もしだいに寂しさを増してきた。もしかしたら通り過ぎたのではないかと心配になった頃、ようやく浦河駅に到着した。小さな駅の前には、木造で朽ち果てそうな古ぼけた旅館が数件軒《のき》を並べ私を迎えてくれた。私の脳裏では、「この地で一生を終えるのか」という後悔の念とそんな自分の感じ方への不信が交錯していた。応募者一人の採用試験であった。二週間後、そのような気持ちに揺れる私のもとに採用内定通知が届いた。

「二、三年したら帰って来るから」「最初のうちは毎週でも戻るから」と友人たちに約束し、複雑な思いの中で私は浦河に赴いた。まもなく私は、精神科専属のソーシャルワーカーとして精神科病棟に机を置き、「精神障害者の社会復帰」の仕事に携わるようになった。しかし、当時二二歳の私は、しだいに「精神障害者の社会復帰」をはかるというワーカーとしての自分の立場に違和感を抱きはじめていた。なぜならば、統合失調症を病み会社を退職したり、希望の大学に入学したりしたものの、病を得て、深い挫折感を抱きながらこの過疎に悩む町に帰ってきた人たちが抱く、不安や退院後の生活の困難さの中に、私自身が初めて浦河の駅に降り立ち、眼前に建ち並ぶ朽ち果てそうな町並みをみたときに感じたわびしさや不安と同じものを見出したからである。

つまり「精神障害者の社会復帰」とは、この町や病院という複雑な人間社会の中で、社会人一年目の私がどう生きていくかという切実な「私自身の社会復帰」と同じレベルの課題としてあったのである。その意味で、これまでの歩みは、「べてる」とともに私は私自身の社会復帰を模索し続けてきたばかりでなく、私はワーカーであると同時に、誰よりもクライエントそのものでもあったといえる。それは、今も変わらない。そのような視点で辺りを見渡すと、この過疎の町で商売を続けることに不安を感じている経営者、後継者難の農業や漁業関係者など、実に多くの人たちが、この地域で生きることに悩みを持っていることがわかってきた。反面、精神障害者といわれる人たちの悲喜こもごものエピソードの中に、人の生き方にとって、実に示唆に富む豊かな体験が多く息づいていることも見出すようになったのである。しかも、病気が回復するということと、人間が生きていく、ということが密接にかかわり合うという実感を通じて、この精神障害者といわれる人たちの体験に学ぶことが、この地域の人たちにとっても有益であるとの思いが私の中に芽生えはじめたのである。それは、回復者の人たちの人生経験に深く学ぶことによって、「健常者」といわれている人たちの人生がより豊かなものになる可能性への気づきでもあった。

その意味で、この過疎の町で「精神障害者のみの社会復帰」は、きわめて非現実的な課題と感じられたのである。すべての人にとっての社会復帰、いわゆる「地域全体の社会復帰」という目標が、ここに与えられたのである。それは、「地域の人たちや、ドクター、ナース、ワーカーでも社会復帰できる場づくり」への挑戦であった。

二　地域のために

農業や漁業を中心とした地場の産業も浮き沈みが激しく、一般の雇用情勢も厳しい地域の中で、精神障害者が就労を果たしながら自立して暮らしていくことは、絶望的でさえあった。しかも、病院の周辺に居住するアルコール依存症者や再発によりさまざまなトラブルを引きおこす精神障害者に対する地域の感情は、不幸にも障害致死事件が相次いだこともあり、厳しいものがあった。この小さな町で、「七病棟――精神科病棟」に入院するということは、ほとんどの人たちにとって将来への道を閉ざされた絶望体験そのものであったといえる。べてるは、そんな地域の中にひっそりと誕生したのであった。

べてるとは、一九五六年に建てられた古い教会堂につけられた名称である。一九七九年四月に、新築された教会の隣で空き家になっていた会堂に私が住み込んだのが最初である。そのうち、二階の空き部屋に病院を退院した回復者のメンバーが住みはじめたり、回復者クラブ「どんぐりの会」の溜り場として活用されたりするようになった。一九八四年の一部改装を機会に、名称を募り、「べてるの家」(べてる＝ヘブライ語で神の家)と命名された。地域にあっては、〝変な人たちが集う、得体の知れない場所〟として、「前を通るときは、気をつけなさい」と母親が子どもに言い聞かせていると聞かされたこともあった。その場所で、下請けで昆布の袋詰め作業をこなしながら、みんなが参加できる仕事づくりや事業への模索がはじまっていた。しかし、浦河は、気候的には農業も適さず、就労先にも恵まれず、前途は困難をきわめていた。

転機は、不幸な事件からはじまった。一九八八年二月、日高昆布の下請けの作業を打ち切られたのである。メンバーと相手方の工場長との口論が原因であった(その工場は、二カ月後に倒産した！)。そこで心機一転、日高昆布を自前で仕入れて裁断し、独自のルートで販売していこうという野心が芽生えたのであった。しかし、江戸時代に遡るといわれる日高昆布の流通ルートは複雑で、そこには容易には割り込めず、海外産の昆布の流入もあり、普通の昆布会社でさえ立ち行かず解散を余儀なくされている業界に乗り込んでいくのは、無謀な計画であった。「この際、みんなで商売しよう」、これが、みんなの思いを奮いたたせた。「社会復帰のため」という大義名分でやらされる作業ではなく、日高の昆布を全国に売り込み、少しでも地域に貢献しようという野心が、皆を本気にさせたのである。

「精神障害者の社会復帰のための作業所をつくりたい」といえば、それなりに地域の抵抗や反発もあったであろう。「消費の伸び悩む日高の昆布を全国に」という私たちの構想には、漁協をはじめ町も大変協力的であった。一〇万円の資金を元手に昆布を買いつけ、全国の婦人活動グループや団体に直送する事業は軌道に乗り、現在も、べてるの中心的な事業として受け継がれている。

三　「悩む力」を取り戻すために

一九九三年、べてるは「福祉ショップべてる」という会社を設立した。べてるが、介護用品や福祉機器の販売に乗りだして四年目のことであった。べてるが会社を設立するということは、危険な賭けともいうべきできごとだった。誰の気持ちの中にも、会社の経営とはそんな甘いものではないという危惧と、メンバーの自主性を重んじていたら、商売どころか「倒産確実」であるというきわめて現実的な心配があった。

しかし、振り返ってみれば、べてるの歩みは昆布の製造販売ひとつをとってみても、「商売」抜きには語れないものがある。それは「能率によって人を切り捨てない」ことと「利益」を生み出そうとする相反したテーマへの挑戦の歴史でもあった。努力の末に病気や障害を「克服」し、「健常者」の価値観に支配された社会に復帰することを美徳とする現実に切り捨てられてきた人たちが、そこから逃げないで、その現実の中に新しい価値観をもって飛び込んできたのがべてるなのである。

しかし、従来から私たちは、どことなく企業＝利益優先と考え、非人間的な競争原理の世界と決めつけてきた。そんな企業社会の中で「脱競争社会」を提唱され、自ら実践されている清水義晴さん（新潟えにしや代表）をはじめとする企業家との出会いは、「人間の顔をした企業」の追求というテーマの確かさを教えてくれた。他者を蹴落とし、人の悲しみによって生まれた利益は、会社ばかりではなく人そのものを滅ぼす。しかし、人を活かし大切にする商売は、人に支えられ育てられるのである。これほど人間的な営みは他にはない。しかも、ビジネスとは「関係を売る」仕事である。自分と自分、さらには顧客や職場の人間関係の健全さが、ビジネスの成否を決定する。精神障害が人と人との「関係の障害」であるとするならば、両者には深い相関関係がある。

そういう中で、「なぜべてるは有限会社を設立したのか」とよく問われる。それは、「苦労」が多いからである。商品を販売しその利益で生活の糧を得るということは、実に大変なことである。人との対立も起きる。病院を生活の場とし、苦痛を除かれ少しの不安も不快に感じ、薬を欲し、悩みそれ自体を消し去ることを目的とするかのような世界で暮らす中で、多くの人たちは不安や悩みと出会いながら生きるという、きわめて人間的な営みの豊かさを見失ってしまいがちである。その意味で、べてるは、失った「悩む力」を生きながら取り戻す場ともいえる。

それは、かつての競争原理に支配された日常の中に、再び何事もなかったかのように舞い戻ることを目指す「社会復帰」ではなく、むしろべてるのメンバー一人ひとりが、あるがままで「病気の御旗」を振りながら社会の第一線に立つことが、この地域で病気を恥じ、隠しながら暮らしている仲間や家族への励ましとなり、さらにはそのことが、日常の暮らしに疲れた「健常者」への安らぎのメッセージへとつながると信じているからである。

四　リハビリテーションシステムからコミュニケーションシステムへ

べてるでは、以前、地域の人たちと年数回「こころの集い」というものを開催していた。その最初の集いのタイトルは「差別・偏見大歓迎集会——決して糾弾いたしません」というものであった。地域の人たちに、日頃、精神障害というものについて感じていることを率直に語ってもらおうという企画だった。参加するメンバーは、自己紹介とともに自分の病名を言おうという約束ごとも決めた。「統合失調症の〇〇です。時々おかしくなりますので、よろしくお願いします」。会場は、笑いと歓声に包まれ大いに盛り上がった。六〇名の参加者のうち半分が地域の人たちであった。多くの人たちが「正直、怖いと思っていました」と率直な感想を語ってくれた。それは、メンバー自身が、病気を経験する前に抱いていた感情と同じものであった。差別や偏見とは、外にあるのではなく、一人ひとりのこころの中にあるものであり、なくすることより、ともにそれを認めあい、担い合う関係を築くことの大切さを分かち合った感動的なひとときであった。いま、その精神は「べてる祭り」に引き継がれている。

従来から精神科医療は、精神障害の治療を柱とした身体的リハビリテーションシステムにも似た体系を理想とし、段階的な治療的回復を目指し、そのために必要な社会資源の整備をはかり、ネットワーク化することを目標としてきた。ところが、いわゆる精神障害者の社会復帰の課題の本質は、先に述べたように「精神障害者の社会復帰」のみでは完結しないという難しさにあることに気づかねばならない。

「精神障害者の社会復帰」を阻んでいるのは、実はリハビリテーションシステムや社会資源の不足以上に、地域や場全体のコミュニケーションシステムの不全状態ともいうべき状況にあると感じるからである。職員の人間関係の悪化によって、建物は立派でも、機能不全に陥っている施設は数多い。入院患者には、SST（生活技能訓練）と称し、コミュニケーション技能のトレーニングが実施されていても、職員同士の人間関係のほうが、患者以上に深刻なコミュニケーション不足に悩んでいるという例は枚挙にいとまがない。実はそれこそが、問題の本質なのである。それは、「関係の病」としての精神障害と基本的に同次元のテーマなのである。

リハビリテーションシステムとは、精神障害者のみの自立をうながそうとするシステムであるとするならば、コミュニケーションシステムとは、すべての人にとっての対話的関係の回復のシステムなのであり、「和解」のシステムなのである。

おわりに

べてるのメンバーとの出会いの中から学んだ一番大切なことは、「生き方の方向」である。私自身、子どものときから大人に至るまで、勉強やスポーツでも、すべてにおいて他人より秀でていることを良しとする価値観の中で一生懸命に生きてきた。それは、歩けなかった赤ん坊が歩きはじめ、知恵がつき、言葉が与えられるように、できなかったことができるようになることが、まるで人間の当然のプロセスであるかのような考え方である。つまり、右上がりの人生こそが最も価値ある成功した生き方の方向という見方である。

それを考えるとき「精神障害」という忌まわしい病には、人間自身に対する深いメッセージが隠されているような気がしてならない。もともと人間には、人間としての自然な生き方の方向というものが定まっているのではないか。私たち現代人は、いつの間にか、神様から与えられた自然な生き方の方向というものを見失っているのではないか。その生き方の方向というのが、「右下がり」の方向であり、昇る生き方に対する「降りてゆく生き方」なのである。

従来の私たちの生き方は、とにかく落ちることなく、いかにゆっくりでも昇り続けるかということを至上とする生き方である。その生き方の中では、病気になることも障害を得ることも、それは不幸であり予想外のできごとになってしまう。しかし、人間は誰もが生まれた瞬間の高さから、ひたすら毎日「死」という終わりの低さに向かって等しく降り続けると考えたならば、人生の風景はまったく違ったものとなり、生きる上での謙虚さが与えられる。

べてるのユニークさは、「日本一もめごとの多い職場」であることと、どんな深刻な問題も時間とともにユーモアとペーソスに富んだ愉快なエピソードに変えてしまう不思議さを持っていることである。それは、降りる生き方と密接な関係があるように思う。その根底には、誰もがともに「死」という人間の本当の低さに向かって歩んでいるという自意識があり、そのことを理解したとき、一人ひとりの命のかけがえのなさが伝わるのである。いつ途切れるかしれない命と命が、たとえ口論であっても争いであっても、同じ時間を共有し生きている実感の伝わりの中で、自然に私たちは癒しあい、認めあうことを知る。しかもそれは、人生の方向のみならず、自分自身の深い内面に、しかも、もしかしたら自分でも目を背けようとしがちな最も暗く深い闇の部分にも、勇気をもって降りていくことの大切さをも教えてくれる。その意味で、べてるのメンバーは実によく自分を知っている。それは、病気を通じて知った本当の人生の方向であり、この世にたった一つの自分らしさの獲得なのだ。

しかし、現実には多くの人たちが、病気となりながらも「夢よもう一度」の気持ちを捨て切れず、競合しつつ右上がりの人生の方向を目指し、何度も何度も自分に夢を託し、昇る人生に立ち戻ろうとする。ところが、不思議なことに「精神障害」という病はそれを許さない。「再発」という形でかたくなに抵抗する。まるでそれは、あなた自身の生きる方向ではないというように……。

私は、そこに不思議な自然の摂理を感じずにはいられない。もしかしたら、病気とは、再発とは、最も理にかなったこころの叫びなのかもしれない。その意味で、精神障害者とは、そのような精緻な「生き方の方向を定めるセンサー」を身につけた、なくてはならない人たちなのである。そして、私は、そのような人たちを隣人として与えられた幸せ者である。

私は、そこに不思議な自然の摂理を感じずにはいられない。もしかしたら、病気とは、再発とは、最も理にかなったこころの叫びなのかもしれない。その意味で、精神障害者とは、そのような精緻な「生き方の方向を定めるセンサー」を身につけた、なくてはならない人たちなのである。そして、私は、そのような人たちを隣人として与えられた幸せ者である。

第二章

生きる苦労を取り戻す
地域における「生きにくさ」と「生きやすさ」と

はじめに

従来から、統合失調症をはじめ精神障害を持つ人たちの「生きにくさ」問題の解消は、主に疾患としての統合失調症の影響によって直接的にもたらさせる医学的側面のみが重視され、それが世界的にも特異といわれる多剤多量の薬物療法の背景になってきた。それに対して、「生きにくさ」の問題を、社会的かつ生活的な側面から理解しようとする立場―「生活モデル」に基づき、やどかりの里を興した谷中はそれを〝生活のしづらさ〟として捉え、今日の「生きにくさ」を論じる上でのさきがけとなる議論を展開してきた。

その「生きにくさ」を考える上で、触れなくてはいけないのが「障害の定義」である。まず、精神障害者とは、一般的に「さまざまな原因によって、精神機能の一部に変調をきたし、その表現（＝症状）として生活行動上に一定の偏りを呈し、その結果、それまで過ごしてきた社会生活に適応できず、自己実現の方途を見出しかねて苦悩する人々」（菱山、二〇〇〇）として理解されてきた。この捉え方は、世界保健機構（ＷＨＯ）が国際障害分類（ＩＣＩＤＨ）で示した、①Impairment：機能・形態障害（生物学的レベルでとらえた障害）、②Disability：能力障害（個人のレベルでとらえた障害）、③Handicap：社会的不利（社会的レベルでとらえた障害）の理解の仕方を踏襲したものといえる。

それに対して、二〇〇一年に新たに採択された改訂版である「ＩＣＦ（International Classification of Functioning, Disability and Health）では、従来の分類が障害の持つ負の側面を分類する考え方が中心であったのに対し、生活機能というプラス面からみるように視点を転換し、さらに環境因子などの観点を加えている。この視点の転換は、機能的な障害がもたらす社会的な不適応が社会的な不利を増強するという考え方から、統合失調症そのものが障害を起こすというよりも、環境要因と個人的因子との相互性を軸に考えていくという立場への変更を意味する。それは、障害を「障害を持っているという事実から派生する、二重三重に重なりあい、もつれあったさまざまな問題の複合体」（上田、一九九七ｂ）でして捉えるとともに、後でも取り上げる上田が提案している障害を持つ人の主観的、実存的な危機を含んだ「体験としての障害」の側面に着目しながら、精神障害を持つ人の「生きにくさ」を考えていく上で重要な手がかりとなる。

一方、統合失調症においては、特に脳科学の進歩により、精神生物学的な統合失調症の発症機序としての「ストレス脆弱性《ぜいじゃく》モデル」にみられるような一定の仮説に基づいた病態説明がなされることによって、原因不明という暗闇から当事者や家族が多少なりとも解き放たれただけでなく、服薬管理の明確な根拠を持てるという意味においても、当事者自身が生活習慣病に近い自己管理を可能とする時代が到来したことで、トータルリハビリテーションの理念は、より現実的で身近な目標となってきている。医学的な病態の解明や治療の進展が、直接的に当事者個々の暮らしに影響を与え「生きやすさ」として社会的に目にみえる形で影響を及ぼすまで、時間の差があるにしても、変化の兆しは着実にやってきている。

私が学生時代を過ごした札幌は、当時すでに、精神病院の数、PSWの人数、精神保健福祉分野における教育・研究機関や、地域生活の支援施設、当事者活動の活発さ、多種多様な企業の集積などれをとっても道内で他の地域を圧倒し、今でもそれは変わらない。反面、私が赴いた日高の浦河町は、すべての面で乏しく、特に病院周辺に多数居住する精神科への通院患者が、地域で繰り広げるトラブル（当事者による傷害致死事件が、相次いだこともある）の多さにより、地域住民の精神障害者に対するイメージは最悪であった。漁業と公共事業を生きる糧とする日雇い労務者が多いという背景もあり、町中にはアルコール依存症患者があふれていた。さらに、アイヌ民族出身者や戦前の強制徴用で連れてこられた在日朝鮮人に対する差別や偏見も重なり、精神障害の有病率は全道平均の二倍で生活保護率もきわめて高いという地域特性があった。社会的な支援体制も皆無に等しく、精神障害を抱えながら生きようとする当事者にとっては、きわめて生きにくい町であったといえる。そのような難題が山積した地域の中で、のちの「浦河べてるの家（以下べてる）」の活動へとつながることになる当事者有志での交流活動はひっそりとはじまったのである。

反面、そのような札幌と浦河という著しい地域格差の中で、札幌に住む統合失調症などの当事者が、他の地域に比して圧倒的に暮らしやすいという声はあまり聞こえてこない。逆に、特に最近は都市部から浦河での暮らしを求めて、家族や当事者が次々に相談に訪れるというおよそ昔は想像もつかなかった現象が起きている。ここでは、北海道浦河町という過疎地で、ソーシャルワーカーとして長きにわたり当事者たちと地域活動を続けてきた一人として「地域生活における生きにくさ」を考えてみたい。同時に「生きにくさ」とは実は「生きやすさ」と表裏一体であるという手ごたえについても論じてみたい。

一　過疎地からみた「生きにくさ」の構造

一九九五年に制作された、べてるの日常風景を撮影した「ベリーオーディナリーピープル・とっても普通の人たち予告編　その一」という自主制作のビデオのひとコマで、私は自己紹介の言葉として「一番社会復帰したのは私です」と話している場面がある。その思いは、大都会札幌での四年間の学生生活から、最も不人気な就職先であった過疎地域の浦河町にある浦河赤十字病院（病床数四一七床のうち精神科が一三〇床、二〇〇一年一〇月に精神科ベッドの削減を行い六〇床となった）で、新米精神科ソーシャルワーカーとして仕事をスタートさせた私自身の偽らざる実感であった。それは、東京都の二・二倍の広大な地域、日高のたった一人のソーシャルワーカーであった私が、次々に派生する職場の人間関係の摩擦やワーカーとしての未熟さから日常的に派生するさまざまな困難に立ち尽くす中で、緊張感と孤立感を強め「精神障害者の社会復帰」どころではなく何よりも「私自身の社会復帰」の必要性を痛感したのである。

地域的に太平洋に面した浦河町も、かつては北洋での定置網の網元が何軒もあり、港は活況をきわめていた。夏になると、浦河沖は漁火によってまるで街が海上に浮かんだかのようなにぎわいをみせていた。しかし、それもすでに過去の思い出でしかない。二〇〇カイリ問題で、網元は次々に廃業し、乱獲は沿岸漁業も寂れさせた。地域経済は、人口減とともに年々縮小し、地域の至るところに空き店舗が目立つようになった。そのような街で暮らしはじめた当初は、古ぼけた建物が軒を並べ活気も人通りも無い商店街を歩きながら「この町で一生暮らすのか」という思い半ばに過ぎる事があった。それは、浦河に来たことの後悔というよりは、北海道の海辺の小さな町で、誰にも知られず、繋がりなく生きることの不安がもたらしたものであった。そのような、筆者が直面した「生きにくさ」の実感は、その後のソーシャルワーカーとしての実践の中で大切な基盤となっていく。それは、統合失調症をかかえる人たちの直面する「生きにくさ」と何が同じで、何が違うのか。取りあえず健康体で、仕事と収入があり、住む場所がありながらも筆者自身が見出した「生きにくさ」の意味を問うことなくして、当事者の「生きにくさ」を論じてはならないというこだわりがあった。

そして、精神科病棟のスタッフの一員として筆者が見出したのは、統合失調症を抱える人達の治療の困難さ以上に、精神科医療が内包した構造的な壁、いわゆるパターナリズムの問題であった。当事者の多くは、病気の重篤さや社会的な不利以前に、最も身近な援助者との関係において、「生きにくさ」を味わうのである。浦河でも、病棟の隣のお店で買物をするのに三日前の外出届が義務づけられていた。このように、あらゆる生活場面において管理的・保護的な関与が常態化していたのである。入院患者は、そのような現状に異議を唱えることもなく、沈黙の民として生き、そのことに疑問を感じ現実を深く見つめ吟味したりすることは、逆に自分を追い詰め、生きづらさを増幅させてしまうことになる。いうなれば「見ない、聞かない、言わない」が生きる生活の知恵となる。統合失調症などの精神障害が、人と人との間の病であり、障害であるとするならば、ともに病む結果として起きるのが、最も身近な存在である援助者や家族による過剰な管理と保護の誘惑であろう。精神障害は、病気の性質上、周囲との適切な人間関係の構築に著しく困難をきたし、必要以上の保護や管理を誘発しやすい。その結果、当事者たちは、自らの回復のイメージに混乱をきたすようになり、援助者や家族が陥りやすい間違った否定的な対応（しかも、それは治療やケアという名目で行われる）は、当事者のかかえる生きづらさをさらに助長するのである。はじめて精神科医療の現場に足を踏み込んだ駆け出しの私は、かつて、そのような現状を、医学＝囲学（囲い込み）、看護＝管護（管理）、福祉＝服祉（服従）の構造として感じ、そのことの改善が何よりも重要な実践のテーマとなっていった。さらに、当時は、自らの病名も知らされず、服薬の大切さも学ぶ機会もなく、表面的に症状が落ち着けば何の支えもなく地域に戻されるという繰り返しの中で、再発し、結果的に病院を安住の地として住み込む人たちを増やすという悪循環に陥っていた。しかも、浦河は、私自身がそうであったように、進み続ける地域の過疎化の中で、誰にとっても生きづらく、希望のない町であった。その意味で、浦河という地域に暮らす人たちは、誰もが固有の「生きにくさ」を抱えて喘いでいた。それは、現在も変わらなく、年々深刻さを増している。

べてるに連なる浦河の当事者活動の出発点は、精神医療の貧困だけではなく地域住民がそれぞれに抱える「生きにくさ」を共有し、一人の町民としてその課題を担うことを主眼としているところに最大の特徴がある。つまり、一人の生きにくさは、多くの他者の生きにくさとつながりあっているということへのこだわりが、一人一人の当事者を街づくりへと駆り立てたのである。

二 「生きづらさ」と「生きやすさ」と

統合失調症は、しごく人間的な病である。少なくとも私はそう実感している。しかし、最近は、精神生物学的な脳の機能障害と薬物治療の側面が強調される余り、人間としてのトータルなケアの視点と社会的存在としての人間の苦悩という実存的な側面が軽視される傾向がある。その点でいえば、先に紹介したＷＨＯのＩＣＩＤＨに、独自に「体験としての障害」という実存的な視点を加えるべきであると主張した上田敏の見解は注目に値する。上田は「体験としての障害」の定義として、「障害の主観的次元」の重視を主張し、健康状態（疾患、妊娠、高齢など）、三つの客観的障害（機能・構造障害、活動制限、参加制約）および不適切な環境因子のすべての主観への反映（体験）であり、これらの問題に対する個人の認知的・情動的・動機づけ的な反応として生じてくる」ものとして理解され、それに対する「その人の人格特徴、人生経験、価値体系、自己像、理想、信念、人生の目的などに基づいた能動的な反応であり、実存としての人間のレベルでとらえた障害」と説明している。この「実存としての人間のレベルでとらえた障害」を考えるときに、忘れてはならないのが実存分析で知られるフランクル（Viktor Emil Frankl）である。ここにいう「体験としての障害」というとらえ方を、フランクルがいう「創造的価値」「体験価値」「態度価値」（フランクル、一九七七）に近い概念として理解するならば「体験としての障害」の意味がさらに深まると思われる。フランクルは、人の価値の表わし方として「創造ないし活動の中に実現化せしめられる」ものを「創造的価値」とし、「音楽を愛する一人の人間がコンサートホールに座り、彼の愛する交響曲の最も印象的な部分が響きわたり、その結果、最も純粋な美に接したときに体験される、畏敬《いけい》にも似た感にうたれた」瞬間のことを「体験価値」と言った。それに対して、態度価値とは、「人間が変えることのできない運命に対していかなる態度をとるか」にかかわる価値である。ティリッヒの言葉を借りるならば「にもかかわらず生きる」（茂、一九八六）態度ということもできる。しかし、本来的に「態度価値」とは、何らかの重篤な疾病や障害を負った結果としての苦悩に対する態度のみをいうのではない。むしろ「人間が本来担っている苦しみ（predicament）＝人間はすべて死をのがれることはないこと・人間はお互いに有限であるため不安、不確実性、疑いから解放されることはないこと・人間は相対的存在であるから二者択一ができない曖昧性、すなわち両義性をもっていることを意味する」を苦しみとして生き抜く苦悩への向きあい方を示している。その意味で、病気や障害を抱えるということは、具体的な生活上の不利に直面するだけでなく、健康なときには避けて通りがちな「人間が本来担っている苦しみ」に否応なしに向き合うことを通じてもたらされる深い葛藤との出会いをもたらすのである。病気や障害という個別的な状況を超えて、人間誰しもが等しく担っている生きることに内在する「普遍的課題」と出会うのである。それは、奇跡的に「生きにくさ」の契機となっているあらゆる障害が取り払われることがあっても、なお依然として人生における「根本的な生きにくさ」は不変であることを意味する。

三　普遍的な課題としての根本的な「生きにくさ」

最近、浦河で暮らす統合失調症などを抱える当事者たちの会話で「病気が良くなってからが一番大変」という声を聞くことが多くなった。統合失調症にしても、病状の安定や症状の改善が、単純に生活の質の向上に直結しない事例が増えてきたように思う。さらには、幻覚や妄想そのものを、個人が問題の本質に直面する困難さを緩和するクッションのように「利用」する人たちも現れるようになってきた（松本、二〇〇二）。また、病気になるということが、生活上の閉塞した状況を改善し、親子関係の回復の契機になる例もある。そのような経験をした当事者は「病気のおかげで、家族が仲良くなった」といい、「病気に助けられた」という。

次の文章は、今、浦河で試みられている「自己研究」の一環として発表された統合失調症の当事者の書いた文章の一節である（水野、二〇〇二）。自己研究のテーマは「虚しさの研究」である。

「周囲の些細なできごとに自分を関連づけて不安になり、相手を攻撃してみたりするいわゆる被害妄想や関係妄想は、ほとんど回復したにもかかわらず、生きる苦労はまったく減らない。病気の症状が落ち着くということをあれほど望んでいたのに、いざ、あの不快な症状が治まってみると、いわゆる『病気じゃない』という現実の物足らなさに苛立っている自分がいる。そして、勝手に走り出す。特に親元を離れ、はじめて自立した自分にとって、浦河にきてみた自分は、今までみたこともない自分だった。仲間に囲まれ、充実しているはずの毎日の中で、それを、壊そうとする自分を抑えられず、感情が暴走しはじめる。そして、孤立する……」

この文章には、「病気が落ち着いたあとが、一番大変」という状況がよく説明されている。そして、最後にこの研究はこう結ばれている。

「自分の本当のテーマは、『精神分裂病（統合失調症）の症状をなくすること』ではなかった。それは、浦河にきて気づかされたことである。『いかに生きるか』という当たり前のことに、今ようやく素直に向き合える準備ができつつある……」

生きることと人と人との関係に根ざした病である精神障害を抱えた当事者たちにとって、「普遍的課題」としての根本的な生きづらさをいかに生きるかは、重要なテーマとなっている。浦河で、八つのステップを用いたＳ・Ａ（Schizophrenics Anonymous——統合失調症及びそれに関連する精神障害を体験した当事者によるセルフヘルプ（自助）・グループ活動）の活動が盛んであることもそのような理由からである。それは、浦河の当事者にとって精神障害を抱えて生きるということが「当たり前の生きにくさ」に変わってきたことを意味している。

おわりに

浦河という田舎で、統合失調症などを抱えた当事者と立場は違っても、ともに「生きにくさ」を抱えながらこの街で暮らすことにこだわり、実践を積み重ねてきた私の最大のテーマは「地域づくり」にあったといってよい。統合失調症などを体験した当事者にとって地域で暮らす「生きにくさ」がなくなることはないであろう。しかし、その「生きにくさ」が、特別の生きにくさではなく、人並みの生きにくさになればいいと思っている。

べてるの最初の理念は、「地域に住む人々の抱える生活上の苦労に加えてもらうこと」であった。単なる生きにくさの解消ではなく、自らが担うべき本来的な苦労を取り戻すことであった。そして、社会的サービスの欠如や誤解、偏見など、地域に生きにくい状況があることの問題以上に、その生きにくい社会の現実と当事者たちが向きあい、悩み、労苦を重ねる主体として立つことが許されていないことが、実は当事者を巡る生きづらさの根本なのではないかと考える。それは、地域から精神障害者として理解されること以上に、当事者自身が、一人の地域住民として主体的に地域を理解し、地域の抱える「生きづらさ」という課題に立ち向かうことを意味している。その意味で、浦河の当事者たちは、誰よりも地域に起きるさまざまな困難に向きあい、苦闘し、話しあい、助け合うことにエネルギーを注いできた。札幌と浦河の差は、社会的なサービスや、インフラの充実の差を越えたエンパワメントの在り方の差だといえる。

最後に「地域生活における生きにくさ」を考えるにあたって、トータルリハビリテーションのトータルという意味は、せめて当事者のニーズに基づいた多様な支援体制という意味にとどめておく慎ましさを私自身のわきまえとして大切にしたい、と考えている。「全人間的な復権」や「障害者の全面発達」というアドバルーンは、ついつい、援助者側の万能感をかきたて、精神障害を抱えて生きる当事者の人生のすべてに責任を持ち、管理する誘惑の根拠となりやすいからである。昨今、医療事故の予防という大義名分のもとに、精神医療の現場も日増しに管理的保護的要素を強めていることにも、危機感を覚える。ともすれば治療の現場も、地域支援の場もともに「過剰な支援」に陥り、当事者の生きる力を阻害し、「地域における生きにくさ」の再生産に手を染めてしまいがちである。そこに必要なのは、「何をするか」ではなく「何をしないか」を見きわめるセンスではないだろうか。

文　献

上田敏『リハビリテーションを考える』青木書店、一九八三年
浦河べてるの家『べてるの家の「非」援助論』医学書院、二〇〇二年
茂　洋『ティリッヒの人間理解』新教出版社、一九八六年
V・E・フランクル（霜山徳爾訳）『死と愛――実存分析入門』みすず書房、一九七七年
松本寛「自己研究／どのように病気に助けられているか」『精神看護』二〇〇二年三月号、二〇〇二年
向谷地生良「浦河べてるの家の活動とPSWの役割」『最新精神医学』第四巻第二号、一九九九年
村田信男・川関和俊・伊勢田堯編集『精神障害リハビリテーション』医学書院、二〇〇〇年

第三章

セルフヘルプ・グループの意義と専門家の役割

「無力」と「弱さ」の力の視点から

はじめに

まずはセルフヘルプ（自助）・グループ（以下ＳＨＧ）の定義であるが、周知のように一九七〇年代以降、障害者の自立生活運動や公害、労働災害、地域開発をめぐる市民運動や当事者運動の高まりとともにＳＨＧ活動が盛んになり、運動の広がりとその影響力が認められるにつれて、さまざまな研究者によってその定義が試みられてきた。

久保（二〇〇四）はＳＨＧを「何らかの問題・課題を抱えている本人や家族自身の当事者グループ」として説明し、岡（一九八六）は、ＳＨＧを「当事者組織であり、小集団の生活を持つもの」として規定し、その機能を「自己変革機能」と「社会変革機能」の面から説明している。

私自身のSHGとの最初の出会いは、大学の先輩に誘われてボランティアとして参加した札幌における難病患者の全道集会の場であった。北海道釧路市を中心に捲き起こった視力障害者や歩行障害を伴う「奇病」の集団発生は、未知の伝染病を疑うなど、さまざまな憶測を呼び、地域住民の不安をかきたてたが、後に整腸剤キノホルムによる薬害であることが判明した。「スモン病」と名づけられた薬害問題は、「神経難病」という医療と福祉の谷間に置き去りにされた人たちの存在をクローズアップさせ、それをきっかけに北海道では、希少難病を抱えた当事者が結束し、全国の難病患者運動のさきがけとなる運動を展開したのである。

それを機に、難病患者運動の事務局を学生ボランティアとして手伝うこととなったのだが、社会保障の制度や政策からも見放された状態の中で孤立していた難病患者が団結し、「医療と福祉の谷間の問題」といわれた医療・保健・福祉の抱える制度的な欠陥を明らかにしながら、改善に向けてさまざまな運動を展開する様と、同じ病を抱える当事者の運動を通じた交流の果たす役割の大きさを学ぶことができたという意味で、この体験は、後にソーシャルワーカーとして働くことになった北海道浦河町での統合失調症などを抱える当事者の回復者クラブ活動の立ち上げや、当事者が中心となった会社の設立運営、またS・A (Schizophrenics Anonymous) の発足、さらには精神障害を抱える当事者のニーズからはじまったさまざまなセルフヘルプ（自助）・グループの発足などにつながった。

以上のような浦河での当事者活動からはじまった一連の地域生活支援プログラムの確立の最も大き

な成果は、地域における精神保健の一番の懸案だった社会的入院の解消を目的とした精神科病棟の削減計画（二〇〇二年一〇月に一三〇床を六〇床に削減）をはかるための地域での受け皿づくりを可能にしたことである。入院患者の地域移行に向けて二年にわたって計画されたこのプログラムは、他の精神科病院への転院という安易な病床削減をしないという当初の目的を達し、特別養護老人ホームなどへの入所と内科への転科を除いた四〇名近くの当事者の退院を可能にした。その意味では、少なくとも当地においては、ＳＨＧは地域精神保健福祉活動の要であり、当事者の持っている力の発揮と当事者とのパートナーシップを抜きにしては、治療も地域生活支援も成り立たなかったというのが率直な実感である。

　しかし、わが国の現状をみると、アルコールや薬物依存などのアディクションを抱えた当事者のＳＨＧ以外の当事者活動は、一部の社会的・政治的な立場の復権を活動の柱としているもの以外はなかなか育ちにくい、という課題をどの地域でも抱えており、発足にこぎつけても継続することの難しさが言われている。たとえば、統合失調症などの精神障害を抱えた当事者の代表的なＳＨＧであるＳ・Ａ（第四章参照）を例にとると、日本でのＳ・Ａに対する関心の低さは、統合失調症に対する精神生物学的な脆弱《ぜいじゃく》性を重要視した疾病理解と薬物療法に偏重したわが国の精神医療の現状のもとでは、その重要性がなかなか理解されず、Alcoholics Anonymous（以下Ａ・Ａ）などのアディクションを抱える当事者のＳＨＧと専門家の対等な連携と役割分担に比べて、Ｓ・Ａの普及は遅々として進まないのが現状である。

その意味でも、当事者活動（運動）が、現在の精神医療に対する社会的・政治的な批判勢力となり、学会などを中心にさまざまな軋轢《あつれき》が生じてきた歴史と、一方では専門家のサポートを受けた交流と親睦を中心とした伝統的な当事者活動を乗り越えるSHGの可能性と専門家の役割を考えることは、時宜にかなった重要な課題である。本章では、先に紹介した当事者のニーズから生まれた浦河でのさまざまなSHGの立ち上げと現在までのかかわりから学んだSHGの意義と専門家の役割を、あらためて整理することを通じて、そこにおける専門家の〝わきまえ〟について日頃考えていることを「無力と弱さ」の視点と絡めて論じてみたい。

一　「セルフヘルプ――自助」とは

浦河で暮らす統合失調症などを抱える当事者同士の会話に多く出てくる言葉の中に「自分の助け方が上手くならなければいけない」というものがある。自分を助けるためには、自分と同じ経験を持つ当事者の中に、その力があることを知らなくてはいけない。浦河で実施されているS・Aのステップ（六八頁、表1参照）の二番目に「私は、信じます」という言葉があるが、このことが、セルフヘルプを考える上で基本となる最も大切な要素といえる。専門家と当事者の関係でも、どうしてもこの点が希薄になりやすい。もう一つは、先にも紹介した「当事者研究」という当事者による実践活動がある。この当事者研究という活動は、統合失調症など精神障害を抱える当事者の日常生活の中で起きてくるさまざまな生きづらさや生活上の困難を、当事者同士が知恵を寄せあい、研究し、暮らしに活かそうとする実践活動である。そこからは、幻聴や被害妄想などとの付きあい方のさまざまなアイデアが提案されている。その活動のキャッチフレーズは「自分自身で、共に」である。

これらの実践活動にもみられるように、セルフヘルプとは、「自分と仲間の相互の自立と連帯が一体化されて同時に進行する」プロセスであり、SHGとは、「病気や障害などによる生活上の変更を強いられるような問題を持つメンバー同士のセルフヘルプを生み出し、形成し、推進させるために組織された自立性を有する活動体」であると定義することができる（岩田、二〇〇一）。

二　SST（生活技能訓練）の導入とSHG活動の活性化

認知行動療法に基づいたプログラムとしてのSSTの導入は、浦河において精神科における治療の構造そのものの根本的な変革を現場にもたらしたといえる。それは、伝統的な「病気は医師が治すもの」「治療は医師に任せるもの」というパターナリズムに基づいた医療観に支配された現場の中に、「慢性疾患教育」に広く取り入れられている患者自身による生活のセルフマネージメントの考え方や、病を抱える当事者自らが症状や健康状態を自己監視し対処するというエンパワメントの視点が入ってきたことを意味する。SSTの基本モデルだけではなく、服薬自己管理・症状自己管理・余暇の過ごし方などのモジュールの活用は、当事者に用いられることによって、さらにユニークな症状対処方法を生み出し、仲間に受け継がれていくこととなった。そして、当事者間で起きる予測困難なトラブルをきっかけに、当事者の生活や病状に与える影響を心配して、過剰な管理に走るという悪循環に陥ることなく、むしろ、リスクを伴う当事者の関係性の中に、スキルの獲得という生きる力を育む可能性を見出していくかかわりがはじまったのである。

さらに、浦河においては、SSTの浸透が、SHG活動そのものにも大きな影響を与えることとなった。その影響とは、それまでの統合失調症を抱えた当事者のSHG活動とは、その多くが精神障害者の置かれた社会的・政治的な立場の改善に向けた要求と当事者の社会的擁護を目的としてかかげたものが中心であり、どちらかというと精神医療に対しては、批判的、対立的な立場にあったといってよい。その点では、北海道は回復者クラブ札幌すみれ会（一九七〇年設立）や浦河のどんぐりの会（一九七七年設立）に代表されるように、専門スタッフと当事者が協力しあいながら当事者活動を育んできたという特徴があるが、その中心はやはり、制度・政策的な要求に関する運動が中心であった。しかし、SSTの導入は、当事者を治療における必要不可欠なパートナーとしての役割を期待する契機となったのである。この変化は、まさしく「治療構造のパラダイムシフト」といったできごとで、当事者の果たす役割は飛躍的に高まったといえる。

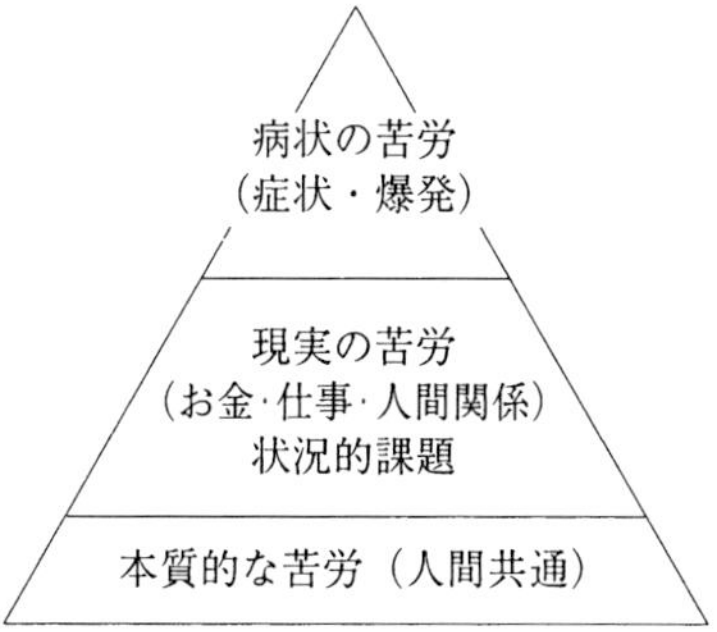

図1　「生きづらさ」のピラミッド

三　「自助の力」を阻害しない専門家のわきまえ

ＳＨＧを育成する上で、援助者にとって大切なかかわりの視点とは何であろうか。それを考える上で、逆にＳＨＧの源である「セルフヘルプ――自助」を阻害している要因を考えたい。

一つ目は、精神保健福祉の現場に身を置く精神科医をはじめとする専門家に蔓延する悲観主義である。それは、統合失調症の予後と社会の受け入れを、あまりにも悲観的にとらえるが故に陥る態度である。その結果、本来は病気を抱えた当事者が、上手に日常生活を過ごすために必要不可欠である病名と症状や服薬に関する情報を伝えることを恐れ、当事者が精神障害を抱えて生きるというテーマの脇役にしてしまうことである。情報提供は、セルフヘルプ――自助の最も大切な基本的要件である。ソーシャルワーカーにしても、「人権の擁護」という錦の御旗のもとに、過剰ともいえるプライバシーの保護に走り、有用な社会的存在としての当事者の役割を、矮小《わいしょう》化し狭めてしまう、ということに陥りがちである。その結果、

表1　医療モデルと生活モデルの比較（谷中輝雄，1996）

	社会復帰活動（医療モデル）	生活支援活動（生活モデル）
主体	援助者	生活者
責任性	健康管理をする側	本人の自己決定による
かかわり	規則正しい生活への援助	本人の主体性へのうながし
とらえ方	疾患・症状を中心に	生活のしづらさとして
関係性	治療・援助関係	ともに歩む・支えでとして
問題性	個人の病理・問題性に重点	環境・生活を整えることに重点
取り組み	教育的・訓練的	相互援助・補完的

当事者の多くは「見ない・聞かない・言わない」という状態の中で心を閉ざしてしまうのである。

二つ目は，図1「生きづらさのピラミッド」にあるように，当事者が抱える症状のベースには，目に見えない人とのつながりも含め，潜在化したニーズと生活課題があり，さらにその下には生きる意味をめぐる葛藤が内在化しているということである。症状のみに着目していると，逆にその背景にある当事者固有のニーズや葛藤を見逃し，「病の意味」を見誤ることになりやすい。

三つ目は，当事者の抱える「生きづらさ」から派生するアクシデント——自傷行為・暴力——に対して，必要以上に管理的・抑制的に対処することである。援助者には，それらのエピソードを常に「当事者が現実の困難を打開し，生き延びようとする自己対処——自分の助け方」という理解が必要になってくる。起きてくる問題に翻弄され，自己否定の悪循環に陥っている当事者にとって，「私は，自分を助けようとしている」という視点の獲得は，生きようとする意欲をかきたて，望ましい自分の助け方を見出そうとする動機へとつながり，仲間を含めた関係者との新たな連帯を呼び起こす原動力となる。

四つ目は、当事者は、力の発揮が阻害されているか、力そのものが弱められているか、そのようなチャンスが与えられていないという理解がなされずに、「やる気がない」「努力が足りない」と考えることである。これは、専門家が陥りやすい一種の「病」のようなものであり、「人を援助する」という職業の〝尊さ〟からもたらされる成果に対する精神的、社会的報酬の枯渇《こかつ》に対する不安を背景としている。

五つ目は、社会的入院となっている当事者や在宅で暮らす当事者の多くは、精神障害リハビリテーションが提示している「統合失調症に対する治療とリハビリテーションの四条件」である、①精神症状に対する適切な薬物療法、②社会生活技能の障害に対する生活技能訓練、③自己喪失の挫折感から救出するための精神療法、④家族機能・社会的支持の回復による社会的不利益の改善、の恩恵を十分に受けられないままに、わが国特有の課題である多剤多量の抑制的な薬物療法により、二重に力の発揮が困難な状況に置かれていることである。

これらのかかわりは、援助をする立場と受ける立場の固定化、援助の方向を援助者が決める、という援助者が優位な立場に立った「医学モデル」の視点に基づいたアプローチ（藤井、二〇〇四）と説明することもできるが、むしろ「医学モデル」からも逸脱したモデルであり、援助者が陥りがちな恣意的・場当たり的な対応といえる。

四　「リスクの保障」がSHGを育む

統合失調症などを抱えながら、入院場面も含めて、人とかかわり暮らすということは、一人の市民としてさまざまなリスクと可能性の両方を生き抜くということである。ノーマライゼーションということ、その語感から、規制や管理からの自由と開放をイメージする趣があるが、そのノーマルという言葉の意味には、当然のように喜びや安心とともに挫折や悲嘆も含まれる。しかし、その挫折や悲嘆がそのまま再発につながることなく、有意義な人生体験として育まれるためには、誰と、何を大切に生きているかという関係性が重要になってくる。その意味で木村敏の次の発言は示唆に富んでいる。「……この半世紀はね、精神病理学がマイナーになっていった五〇年でもあるんです。精神病は心の病か、脳の病気か、という議論は一八世紀から続いてきたのですが、戦後、向精神薬が登場して、薬で治せる、だから脳病だとする学説が〈勝った〉ことになった。特に一九八〇年代以降は。私はそんな風潮に反対してきたのです。もちろん、ある意味で進歩だと思いますよ。でも薬だけで解決はできない。精神病の根源は個人でなく、個人と個人の関係性、私が呼ぶ〝あいだ〟にあるのではないかと思う。自分のあり方を決めているのは、他者との関係に他ならないですから……」（木村、二〇〇五）。

特に統合失調症などの精神障害を抱えながら暮らすということは、関係から孤立し、人によっては幻覚や妄想に翻弄され、家族をはじめとする人間関係の悪化に苦しみ、追い詰められるという危機に直面する。しかし、従来はその危機は単なる「症状の再燃」として服薬管理の問題や過剰なストレスの問題として、即入院治療に結びつけられて扱われる傾向にあり、それは浦河でも例外ではなかった。木村のいう「個人と個人の関係性」を重視するという側面は、薬物療法への偏重により、希薄になった面があるが、あらためてそのことの意味が問われているといえる。その「関係性」は、ともすれば、医師と患者関係が重視され、病気や障害を担う当事者同士の関係は、統合失調症においては、あまり着目されてこなかった要素であり、むしろ不安定要因という見方が今もなお一般的といえる。

最近、経験した事例であるが、ある病院でデイケアを利用するにあたり、金銭などの貸し借りによる利用者同士のトラブルを防ぐために、電話番号の交換やデイケア終了後の個人的な交流を禁じているということがあった。これは、単純にストレスを発症要因と考え、型にはめて仲間とのつながりの機会を奪っている例だといえる。さらに、これも最近足を踏み入れたある精神科病院の例であるが、病棟の面会についてのお知らせの掲示板に「外来受診時の入院患者への面会の禁止」の項目があった。外来受診時に、待ち時間を使ってかつての入院中の仲間を見舞うことを禁じているこの病院も、おそらく過去にあった入院患者と外来患者との何らかのアクシデントから導入されたルールであろう。浦河においても、かつては病院のすぐ隣のスーパーで買物をするのに、開放の入院患者へも「規則正しく、計画的な入院生活を過ごす」という大義名分の下に、一律三日前に外出届の提出を義務づけていた。このような当事者の抱える生活上のリスクを、当事者の生活上のニーズとしてとらえ直し、尊重する視点がないままに、管理的な立場から禁止事項を増やしていくアプローチは、まさしく当事者の自助を阻害する最も不適切なかかわりといってもいいだろう。

その点から、浦河におけるＳＨＧの活動の活発さの背景を先にあげた精神障害リハビリテーションの四条件に照らし合わせて整理するならば、①薬物療法は、現在では一〇〇％新薬への置換が完了している。②病院、地域生活支援の両方でＳＳＴの活用が積極的になされている。③八つのステップを用いたＳ・Ａミーティングを中心としたＳＨＧ活動が盛んである。④家族会活動が活発で、共同住居の提供（町内一五棟）とべてるの家を中心とした地域生活支援プログラムの充実と障害者雇用を目的とした会社の運営による多くの当事者の雇用の確保などがあげられる。

おわりに――「共に弱くあること」からはじまるＳＨＧ――

わが国における統合失調症を中心とした当事者活動が、社会的・政治的な変革と地位の向上を目指す「社会変革機能」に偏り、いわゆる明確な「自己変革機能」を持ち得なかったのは、その部分の役割を、精神科医をはじめとする援助者が「治療」と「援助」の名のもとに独占してきた、という背景がある。そして、その中身といえば、ほとんどが薬剤の調整か社会資源の提供であった。その意味で、ＳＨＧの活性化は、精神障害リハビリテーションのレベルの底上げと表裏一体の関係にあるといえる。

そこで、ＳＨＧの活性化を考えるときに、一番参考となる身近な例がアルコール依存症者のＡ・Ａ

である。「自己変革機能」をもったSHGとしてA・Aに最も特徴的なのは、援助者も治療者もともに「無力」であることを認識しあっていることにある（平野、一九九五）。その意味でアディクションの臨床では「アルコール依存症を治せます」という精神科医は、セオリーを知らない門外漢とみなされる。

今後、統合失調症など精神障害を抱える当事者に必要なSHGとは「セルフケア・モデル」と「自己変革機能――癒しの力」「社会変革機能」の三つの機能を併せ持った当事者活動である。セルフケア・モデルの特性は、抱えている病気や障害を外在化し、当事者がコントロールの主体となることである。コントロールのためには、学習とスキルの獲得が重要になってくる。そして、治療の主体はあくまでも当事者である。そして、精神科医をはじめとする援助者は、当事者・家族とのパートナーシップを大切にしながら回復というプロセスをともに歩むのである。その両者を結びつけるキーワードは、「前向きな無力さ」である。そして、この部分がわが国にS・Aを中心としたSHGが最も定着しにくい点であろう。ポイントは、S・Aのステップ（平野、一九九五）（六八頁、表1参照）でいえば1の「無力の表明」である。「私は認めます――私には、仲間や家族、さらには専門家の力が必要なことを認めます。私ひとりでは回復できません」。この言葉が前提となって、回復に向けたステップははじまるのである。しかし、この最初のステップに関して、O' Hagan（一九九三）は「いったいどうして真のセルフヘルプがこんな自虐的な言葉ではじめられるのか、私には理解できない」と述べている。

だが、今後、この「無力さ」と「弱さ――バルネラビリティー」こそが、ストレングスと並んでエンパワメントの重要な構成要素としてSHGの活動の中に取り入れられなければならないし、時代はそれを要請している。それは、人間の「強さ」とは「弱さの集合体」だからである。そしてSHGを貫く「弱さの思想」という人間尊重の思想が、近代の文明・社会・人間を支配してきた「強さの思想」を乗り越える社会全体にとっての希望であると信じるからである。

最後に、最近当事者の書いた手記の中に仲間とのつながりの大切さと、援助者の〈わきまえ〉に関して示唆に富んだ言葉を発見したので紹介してこの章を閉じたい。

「……浦河に来ても一カ月は悪夢のような日々だった。死にたい念慮が頭から離れず、死ぬことを生きる支えとしていた。一日を布団の中で過ごす何ともいえない虚しさが体中に充満していた。そして『具合が悪い』といっては日赤病院の精神科を受診していた。一週間に二度目の受診したときである。主治医から『医師にかかりすぎだよ。もう少し、仲間から〈栄養〉をもらうことが必要』と言われた。それをきっかけに、憂うつな気持ちを押し殺せないまま浦河赤十字病院のデイケアに行くようになった。……暴走する『死への思考回路』を止めたのは浦河で出会った仲間たち一人一人の力だ。浦河でいう『仲間の栄養』。そしてミーティングという仲間で作り上げる『場の力』。私は何一つ頑張ってもいないし、ただ場の中に居続けることだけを積み重ねただけだ。最初は周りのことばかり気になっていて自分の気持ちなど遠いところにあったと思う。自分の気持ちに気づけるまでには数カ月を要した。週一回の受診とデイケア通いの日々は半年に及んだ。本当の苦労を語れるようになるまでは準備が必要で、言葉が足りないと話したくても話せない。ミーティングでは何度も逃げ出したい場面があったし自分の緊張が相手に伝わるのではないかと気になってしかたなかった時期もある。今でも〈心のお客さん――マイナス思考〉は健在だ。そしてなぜだかわからないけど罪悪感が常に付きまとう。でも対処方法が以前とは違ってきている。『大丈夫だよ』とか『落ち着いて』と自分に優しい言葉をかけられるようになってきている。『自分に優しくなる』こんな考えはまったく思いもよらなかったことだ……」。

文献

岩田泰夫『セルフヘルプ運動とソーシャルワーク実践』やどかり出版、二〇〇一年
M・オーへイガン（中田智恵海監訳、長野英子訳）『精神医療ユーザーのめざすもの――欧米のセルフヘルプ活動』解放出版社、一九九九年
岡知史「セルフヘルプ・グループへの専門的援助について」『地域福祉研究』一四巻、一九八六年
L・M・グティエーレス、E・O・コックス、R・J・パーソンズ（小松源助訳）『ソーシャルワーク実践におけるエンパワメント』相川書房、二〇〇〇年
久保紘章『セルフヘルプ・グループ――当事者へのまなざし』相川書房、二〇〇四年
平野かよ子『セルフヘルプ・グループによる回復』川島書店、一九九五年
藤井達也『精神障害者生活支援研究』学文社、二〇〇四年

第四章　仲間の力

浦河における精神障害リハビリテーションプログラムへの当事者参加の現状と意義

はじめに

総合病院（浦河赤十字病院）の精神科ソーシャルワーカーとして実践を積み重ねてきた中での、最も大きな変化といえば、精神科医療における「当事者の役割の変化」である。私が赴いた当時は、医師の権威と役割は絶大であった。東京都の一・五倍の面積に八万人が住む過疎地ということもあり、絶対的な医師不足の中で赴任する医師は年齢に関係なく「神」のごとく重んじられた。今では信じられないが、着任早々に病棟の看護師全員の入れ替えを要求し、それを実現させた医師もいた。医師の確保の前には、あらゆるものが優先された時代である。もちろん、治療のすべては医師の判断の手中にあり、患者家族は、すべてを委ねることが、日頃お世話になっている立場としての礼儀であった。当時が医師を頂点とするピラミッド型の構造とするならば、とりわけ現在は、地域も含めた横のつながりに変化し、医師はチームの重要な構成メンバーであることに変わりはないが、その位置づけは、一種の権威から役割へと大きく変化した。

さらには、精神科医も早くから抑制を中心とした過剰な薬物療法と距離を置き、非定型の抗精神薬を積極的に取り入れ——当院の処方率は八割を超えている——精神障害を抱えた当事者自身が地域に出向き、日高昆布の産地直送という事業に取り組むという暮らし方を医療の立場から側面的に支えることを重視してきた。特に大切にしたのが「話すこと、語ること、人として悩むことを邪魔しない」という医療のあり方であった（浦河べてるの家、二〇〇二）。そのような治療構造の変化の中で進んだのが治療プログラムへの当事者の参加である。リハビリテーション・プログラムへの当事者参加については、専門雑誌が「患者さん参加型のカンファレンス」の特集を組むなど、全国各地でさまざまな試みがなされつつある。また、最近の動きとして「精神障害リハビリテーションの提供者としての当事者—当事者スタッフ」の役割が注目されている。その意義として、「組織文化を改善することの刺激」「心理的な安心感を与える」「潜在的な利用者を精神障害リハビリテーションに参加しやすくする」ことが明らかにされている。「浦河べてるの家（以下べてる）」においても、スタッフに統合失調症を体験した当事者が就任し、ソーシャルワーカーや看護師との共同のチームを組みながら地域で暮らす当事者の生活支援をはじめている。

そのように、統合失調症をはじめとする当事者の参加と協力なくしては、当地の精神科のリハビリテーション・プログラムは成り立たないほど、重要性を増している。そして、当事者の果たす役割が大きくなり、重要性を増すにつれて、医師をはじめとする専門スタッフの役割は慎ましいものに変化してきた。それは、アルコール医療に携わる医師や専門スタッフ自身が基本的に酒癖に対して「無力」――無知のアプローチ――であるという立場を取り、当事者自身の課題に立ち向かう力を信じて、側面的に支援するあり方にも似ている。そして、その中で重視されるのは「仲間の力」なのである。本章では、伝統的な専門スタッフが中心となった「治療」を重視したリハビリテーション・プログラムが、当事者の参加と協力――仲間の力――を積極的に活用することによって得られた変化について報告したい。

一　地域の背景と当事者の力

浦河町は、豊富な水産資源と、競走馬の産地としても名の知れた地域である反面、過疎化の進行や寂れる商店街の問題など、北海道が伝統的に公共事業に依存した経済構造であることも含めて、多くの課題を抱えた地域である。生活保護受給率や失業率も高く、精神障害の有病率も全道平均のちょうど二倍に達するなど、地域全体の生活基盤の脆弱性《ぜいじゃく》が際立っている。

そして、今から三〇年前、その日高唯一のソーシャルワーカーとして浦河赤十字病院精神科に着任した私にとっての最初の驚きは、この寒い北海道でいわゆる「ホームレス」がいたことである。アイヌ民族の方であった。いつも長いコートを羽織、ポケットには焼酎瓶が入っていた。酒に酔うと、その勢いで農業協同組合に出向き「俺の土地を返せ！」と喚き散らしていた。しかし、いつもの戯言と誰も相手にしていなかった。私は、騙されて元々と思って彼の話を伺い、法務局に出向き実際に土地の登記簿謄本を閲覧した。すると彼が自分の土地と主張する場所は、すでに他人名義の牧場となっていたが、その前の所有者は、彼の父親の名義であった。彼の主張は、正しかったのである。ただし、昭和三〇年代に実施された農地改革によって、彼の父親の所有する広大な土地は「強制譲渡」の対象となり、農業を希望する現在の牧場主に名義が変更されていた。彼は、それに怒ったのである。そして、その中で明らかになったのは、いまだに、未譲渡の土地が残っており、牧場側が無断使用している事実だった。

そのように、浦河の地域の底辺には、北海道開拓の歴史の裏面ともいえる先住民を巡る問題が流れている。しかも、戦前の朝鮮半島から、北海道開拓の労働力として強制徴用された人々を「タコ部屋」に押し込み、ただ同然に強制労働を強いて多くの人を死に追いやったという事実もある。さらには、戦後、敗戦と同時に十勝で強制徴用から逃れた朝鮮人が、日高山脈を越えて浦河に流入し、麓にあるアイヌコタンに匿《かくま》われる中で、新しい家庭を築いた。しかし、この地でアイヌ民族と朝鮮人の血を引いて生きるということは、さらなる苦難を強いることになった。それは、差別という苦しみであり、そしてそれを癒したのがアルコールなのである。何世代にもわたって深刻な依存症と貧困の家族伝播を繰り返し、悲劇の拡大再生産に至る事例が、枚挙にいとまがないほど地域にはあふれていた。

そのような背景の中で、当地では、当時の精神科医師の志もあり、地域精神医療推進の立場から一九六〇年代後半より、断酒会、家族会、回復者クラブ活動がはじまっている。しかし、当時は、現在のようなエンパワメントの視点が弱く、あくまでも治療の補完的な役割と専門家主導の運営の側面が否めなかったといえる。

回復者クラブ活動が本格的に活動を開始したのは、筆者がソーシャルワーカーとして精神科に配置されたときからである。実践の主眼は「親睦と交流以上に自らの抱える生活課題を、社会全体の課題の体現として啓発していくとともに、この地域の抱える課題に主体的にかかわり、自らの経験を活かして地域社会に貢献していくという側面をうながす支援」にあった。「患者」として、常に医療の管理と保護の中で、強いられて生きるのではなく、自らの困難と可能性を担う主体としてこの地域で生きることを重視したのである。その中で、一九八四年四月には、当事者と町民有志の地域活動拠点べてるの家を設立し、一九八九年には、日高昆布の産地直送事業、一九九三年六月には、有限会社を設立して「社会企業」として障害者の雇用を確保し、地域社会に貢献する事業として福祉用具の販売に乗り出した。ビジネスの極意は、人に顔と名前を知ってもらうことである。そのような発想から積極的に地域に出向き、地元企業人との事業提携を通じて事業の拡大と障害者の雇用の確保をはかる中で、人脈を築いていった。その中でSST（生活技能訓練）（向谷地、一九九九）は、当事者自身が、生きる力を身につけ、新しい生活場面に直面することを助け、さまざまなリスクから自分を守るツールとして積極的に用いられていった。ＳＳＴが、真に地域で暮らそうとする当事者の暮らしのツールとして活用されるためには、ありがちな代理行為や過剰な保護的、管理的な関与を避け、当事者自身の生きようとする動機を支え、励まし続ける支援体制が大切になってくる。そして、最も大切なことは、仲間同士の支えあいである。べてるの家の活動を担うメンバーも当然のように、ストレスからくる疲労や再発で入院するときもある。今度は、その人が病院のＳＳＴの有力なメンバーとなり、プログラムをサポートする人材として活躍する場面も出てきた。病院へのＳＳＴの導入にあたっては、日頃ＳＳＴを活用している当事者がデモンストレーションをかってでて協力した。入退院に際しては、仲間が駆けつけてくれた。

そのように、当院における入院プログラムやケアの視点は、地域で暮らす当事者の力によって支えられ育まれてきたのである。地域で暮らす当事者の生活の失敗や苦労のエピソードとニーズが、次に紹介する新しいプログラムをつぎつぎに生み出すエネルギーとなってきたのである。

二　精神障害リハビリテーションを支える当事者の力

1　入院カンファレンスへの当事者の参加

入院というできごとは、本人にとってもつらいできごとである。そのような入院生活を、有意義な体験にしていくためには、当事者の参加が不可欠である。つまり、入院患者はチーム医療のもう一人の構成員ともいえる。当院では、SSTを入院プログラムに導入して以来、「医師の指示」一辺倒の硬直したあり方から、精神障害と向きあいながら生きようとする当事者の主体的な暮らしの側面を支えるアプローチへと理念の根本的な変更を心がけてきた。それは、保護や管理と抑制を主体とした従来の医療から、SSTの理念である自助――症状自己管理、生活の危機管理、希望の実現など――をうながし支えるエンパワメント・アプローチへの転換であった。

当院では、入院期間を、①入院カンファレンス：入院の目的と獲得目標を明確にする、②中間カンファレンス：獲得目標の評価と再調整、③退院時カンファレンス：入院生活を通じての収穫と、退院後の獲得目標を明確にする、の三期にわけてとらえ、それぞれに入院患者自身とともに、サポーターとしての同じ病気を体験した仲間の参加を可能にしている。カンファレンスに参加した仲間は、カンファレンスの中で自らの病気の体験を語り、当事者の立場から共感をもって支える役割を持つ。これらのカンファレンスの主催者は、入院患者自身であり、専門家の役割は、療養の過程を有意義なものにするための側面的な情報の提供や提案であり、それらを活用する力を引き出すことになる。これらは、ピアカウンセリングでいうところの「クライエントに対する七つの責任――①信頼、②傾聴、③情報提供、④表明された関心を尊重、⑤連携、⑥トレーニング、⑦サポート・支援」を共有する場であり、同様の意味を持つ。以上を通じて、統合失調症の病名の告知においても「仲間の○○さんたちと同じ病名だとわかり、安心した」というような効果を生んでいる。

2 SST（生活技能訓練）の導入

SSTは、本格的には精神科リハビリテーションの治療の方法として一九八八年に米国カリフォルニア大学のリバーマン教授の来日により紹介され、現在では福祉や司法分野、教育分野でも急速に普及しつつある認知行動療法的アプローチである。しかし、浦河では、先に紹介したようにSSTの醍醐味は、援助者側の治療のための道具としての価値以上に、精神障害を抱えながら生きる当事者の生活ツールとしての可能性にあると考えてきた。その結果、さまざまな生活場面でSSTは活用されるようになってきた。

べてるでは、毎週木曜日にSSTを実施する他に、水曜日に病院で実施されているSSTにも相互に参加、協力し合うことで、SSTの効果を高め合っている。特に退院したメンバーが院内のSSTや患者カンファレンスに応援に出かけることを通じて、入院中の仲間に地域の風を送り、退院後の人のつながりをつくる効果を生み出している。また、べてるは見学者も多く、取扱商品の多さ、電話の問い合わせへの対応などにコミュニケーションスキルを必要とする場面が多い。そのためSSTは、なくてはならない必須のツールとなっている。当事者が生活の場面で活かすSSTの活用例を紹介する。

【事例1】 作業所のメンバーのサポートとしての活用

場面：パソコン入力の仕事を担当しているAさん（統合失調症）が、伝票入力の仕方がわからなくなって途方に暮れている場面。

対応：パソコンのサポートをしていた仲間が機転を利かせ、周りの職員に入力の仕方をたずねる一人SSTを提案。
実際：その場で仲間がリーダーとなり、Aさんが周囲の職員に協力を依頼して「伝票入力の仕方をたずねるSST」を実施した。
結果：それ以来、Aさんは伝票入力の方法がわからないときに職員に相談できるようになった。

【事例2】自分の子どもにSSTを活用

場面：一日入学を前日に控え、Bさん（発達障害）の子どもが「自己紹介ができないので行きたくない」と渋る場面。
対応：日頃から、作業所でSSTを利用している経験を思い出し、「練習しよう。きっとできるよ。お母さんが応援するから」と一人SSTを提案。
実際：「それでは、○○君、自己紹介をお願いします」と母親がリーダー役を行い、子どもが練習をした。練習後、良かった点をほめた。
結果：渋っていた一日入学に無事出席し自己紹介を行った。

【事例3】商品（肉）の配達を任されているメンバーによる活用

場面：新しく配達に加わったメンバーに接客を教える場面。
対応：配達先の具体的な場面をつくり一人SSTを提案。
実際：最初の挨拶から実際の商品の手渡しの場面、帰り際の挨拶の練習をした。

結果：練習どおり、配送ができた。

以上のように、当事者自身が、日常の生活場面でSSTを積極的に活用することを通じて、相互にSSTのセッションを待たずに同様のコミュニケーションスキルを獲得する方法として、当事者同士のSSTは効果的である。

3　当事者研究の活用

当事者研究は、統合失調症を抱えながら感情の爆発を繰り返し、家族への暴力、家財の破壊行為に悩む一人の青年が、入退院の繰り返しと精神科薬の増量から脱したいという希望のもと、何が自分を苦しめるのかについてのメカニズムを自ら研究し明らかにすることを目的にはじまった。それが「爆発の研究」であった。自分自身の爆発してしまうつらさをいったん自分の外に出し、研究対象としてみつめる（「外在化」する）というスタンスを取ることにより、自己嫌悪の悪循環から解放され、誇りをもってテーマに迫れるという効果がある。

もう一つ、研究の意義として、研究という形をとることで、生きづらさを抱えて爆発している多くの仲間たちと連帯しながら、自分のテーマに迫っていけるということがある。爆発のメカニズムを理論立てて考えることで、内容が普遍化・社会化され、自分自身の研究でありながら、自分を越えた研究となる。その研究目的には次のように書いてある。「爆発を予防することによって、家族関係を取り戻し、爆発のエネルギーを有用な力として――瞬間爆発からゆっくり爆発へ――再利用したい」と。いわゆる病気を治療されるものから、自らの生活体験として、自らの言葉で語り、仲間と研究をすることにより、自分の物にしていくことの大切さと、仲間の経験が自らの経験に有用であることも明らかになっている。これまでも、「虚しさの研究」「自己虐待の研究」「スキルとしての摂食障害」「なぜ僕はがんばったか」「喧嘩の仕方――DVからの回復――」というテーマで研究活動を続け、成果を発表している。

4　子育て支援ネットワークあじさい

浦河では、少子高齢化に反して「多子低年齢化」が進んでいる。子育てをしながら地域で暮らす当事者の増加は、当然のように育児に困難を生じる。

気持ちが落ち着かないと子どもを放って仲間のところに遊びにも行きたくもなる。ミルク代をパチンコにつぎ込んでしまうことも起きてくる。子育ての不安やストレスなどから起きてくる子育て上のトラブルは、さらに孤立感を深め「児童虐待」にまで陥ってしまう。

統合失調症などの精神障害を抱えながら地域で暮らそうとする中で起きるこれらのできごとは、「子育ては無理だ」という周囲の不安や心配を増長させる。しかし、それを子育てに対する当事者のニーズとしてとらえ、子育ての苦労をした当事者同士が支えあい、そのようなニーズをもった家族を支えるサービスを地域に創出することが重要になる。そして生まれたのが「子育て支援ネットワークあじさい」である。毎週木曜日の午後から開かれるミーティングの他、研修会の企画や講演活動も行っている。

5　S・A（Schizophrenics Anonymous）

1）S・Aの設立

精神科リハビリテーションは、トータルリハビリテーションの理念のもとに、薬物療法と心理・社会的なアプローチという多面的な治療や援助の必要性が叫ばれている。特に実証的な研究によって裏づけられたSSTの普及や副作用の少ない非定型の抗精神薬の登場は、従来の抑制と保護・管理を中心とした治療構造に新しい時代の風を吹き込み、当事者の地域での能動的な暮らしを支える方向へと大きく変化させつつある

S・Aの設立は、二〇〇〇年八月である。統合失調症を抱えながらの初めての地域生活を前にして、一人の当事者の希望であった「語る場所」「仲間」がほしいという声を契機に準備がはじまった。S・Aとは、一九八五年にアメリカ合衆国ミシガンではじまった統合失調症患者のセルフヘルプ（自助）・グループである。

S・Aの設立に向けた準備の中で重要なことは、準備の過程そのものがすでに活動のはじまりであり、当事者自身が中心となることである。「自分たちの生活を専門職に管理してもらうのではなく、自分たちの生活は、自分たちで管理していく」というエンパワメントの理念がそこに実現されていなければならない。そこでまず、はじめたのはS・Aの重要な柱であるステップづくりであった。S・A先進地である米国の実情を探るべくインターネットで資料を検索し、入手した六つのステップを翻訳して比較・検討しながら、それらの情報を基に浦河独自の八つのステップを作成した（次頁表1）。

現在は、毎週火曜日の午後六時三〇分から午後八時まで病院の集団療法室を会場に例会（第一、第三がオープンミーティング）を実施している。匿名を保障しているが、浦河の当事者のほとんどが病名を明らかにしている。さらにビジネスミーティング（運営に関するミーティング）を毎週木曜日に開催している。

2）S・Aの意義と役割

S・Aには、自らの障害を受け止め生きようとする力を育み、当事者自身が自分の苦労の主人公になるという当たり前の暮らしを取り戻し、専門家や家族や周囲の過剰な保護と管理を防ぎ、対等な連携を構築するという役割がある。

現在、S・Aは「幻聴が聞こえなくて淋しい」「幻覚妄想で、悪魔と闘うヒーローになっていたときの方が充実していた」「病気が良くなってもその後何をしてよいかわからない」という、従来あまり省みられることのなかった、症状が落ち着いた後の現実との直面による不安や焦燥感を背景とした心の危機への対応としても、重要なサポートシステムとなっている。

今後、従来の患者会の果たす政治的・社会的な役割以上に、地域で暮らす当事者の生きようとする今を支えるニーズと社会的存在としてのニーズを一体として満たすS・Aの活動は、もっと普及すべきであろう。統合失調症の当事者が、堂々と生きることのできる場作りを通じて「S・Aの仲間と同じ病名でよかった」という声を聞くようになった。それもS・Aというセルフヘルプ（自助）・グループの存在の大きさを物語るエピソードである。

表1　精神障害体験者のための解決へのステップ

---

(1) 私は認めます。

私には，仲間や家族，さらには専門家の力が必要なことを認めます。私ひとりでは回復できません（ひとりでは生きていくことができないということを認めます。それによって助けを得ることができます。もはや，私は一人ではなく，孤独ではありません）。

(2) 私は信じます。

今や，私は信じるようになりました。自分自身の中に偉大な内なる力（パワー）が備えられていて，この力（パワー）を用いて自分自身と仲間を助けようとしていることを……。

(3) 私は理解します。

私は，さまざまな不快な症状，時には望まない行為によって，自分自身の感情を表現せざるを得なかったことを理解します。そして，私は，深い自分自身の感情に気付き，仲間と語りあい，分かり合うことの大切さと可能性を信じるようになりました。

(4) 私は選びます。

私は，回復を望み，幸せになろうとしています。私は，そのような自分の選択に対して，十分な責任を持ちたいと思っています。そして，それが生きがいのある毎日を過ごすためにとても大切な選択であるということが，心の底からわかっています。

(5) 私は許します。

私は，今までしてきた自分の過ちを許し，弱さを受け入れます。同時に，私は，私を今までさまざまな方法で，傷つけ害してきたあらゆる人々を許します（そして，私自身をそれらのとらわれから解放します）。

(6) 私は受け入れます。

いまや，私は誤った考えや自分をくじけさせる考え方が，私の失敗，恐れ，不幸を起こしてきたことを認め受け入れます。そして，私は，今までの生き方のパターンを根本的に変える準備ができています。これによって，私の人生は変わるでしょう。

(7) 私は委ねます。

私は，私を越えた偉大な力に自分の人生を委ねる決心をしました。今までの自分をありのまま委ねます。そして，私は，私自身が深いところで変えられることを願います。

(8) 私は伝えます。

私は，精神障害という有用な体験を通じて学んだ生き方のメッセージを，仲間や家族そして社会に伝えていきます。

このステップは「アペンデックス２　Schizophrenics Anonymous の６つのステップと６つの原理」を参考に，べてるの家が独自に作成したものです。試行中ですので，途中，予告なく改変されることもあります。

6　爆発ミーティング

1）爆発ミーティングとは

統合失調症を抱えながら暮らす当事者を支える社会的な支援体制がしだいに整備され、薬物・心理・社会的なトータルなケアが重視されるようになり、抑制を中心としたケアが当事者の自己実現をうながす方向へとソフト化しつつある。しかし、抑制から解き放たれた自己実現のエネルギーは、ときには当事者の力量を越えた過剰な現実との直面をうながす結果、緊張と葛藤を呼び寄せ、周囲との軋轢《あつれき》を生むケースが多くなってきている。特にそのような葛藤は、一部において家族や身近な者への暴力的行為へと発展し、心身ともに疲弊し再入院につながりやすい。しかし、このような葛藤を背景とした当事者の暴力は、薬物療法を中心とした入院治療によっては容易に改善せず、緊急避難的な入院は当事者を取り巻く人間関係にさらなる亀裂を生じさせ、結果として、病棟内においてもスタッフ間に陰性感情が高まり、治療構造が非合理的で全体主義的・管理的なものに陥りやすい。

そのような課題を抱えた当事者や家族に対し、以前よりSSTを積極的に活用することを通じて、当事者や家族がコミュニケーションスキルを獲得し、問題の改善がはかられるなど一定の成果をあげてきたが、より深刻な事例を多く抱えるにつれ、当事者自身がこのテーマに主体的に取り組むことの重要性を痛感するに至り、二〇〇二年八月より当事者が爆発のメカニズムと回復を研究する「爆発の研究チーム」と、自らの経験を活かして爆発に悩む仲間の相談と救援に携わる「爆発救援隊」を結成した。そして、二つの活動を行う場として「爆発ミーティング」を毎週一回開催している。

2）「爆発の研究チーム」と「爆発救援隊」の発足の経緯

まずは、活動のきっかけとなったA氏のプロフィールを紹介したい。

【A氏のプロフィール】

【病名】統合失調症
【年齢】二〇歳代前半
【性別】男性
【職業】無職
【家族】両親は年金生活で、兄弟無
【経済】親の仕送りと障害基礎年金二級
【経過】高校を卒業後、精神状態が不安定になり両親に金銭を要求しゲームに没頭。拒むと暴言、暴力に走り、浪費、家族への恫喝、家具の破壊行為とともに被害的な言動も出現、自宅へ放火するに至って精神科に措置入院となり、統合失調症と診断される。三カ月ほどの入院治療を終えて退院するも、相変わらずゲームへ熱中し対人関係を断つ反面、暴言や家具の破壊、恫喝的な態度に改善が見られず、入退院の繰り返しという悪循環に陥る。両親も本人も、精神的にも肉体的にも疲弊し、父親は職場を休職しさまざまな民間の受入先を探し奔走する毎日を過ごす。

二年前に両親に付き添われて当院を受診、「暴力をなくしたい」という本人の希望もあり任意入院となる。ところが入院後まもなく親を恫喝し、病室への寿司の差し入れを強要し、自宅へ外出してはゲームに熱中する行動がみられた。外出中も些細なことから家族への暴力に及び、自宅への放火を匂わせる恫喝を行う。そこで、病棟としても、べてるのメンバーに協力を仰ぎながらチームを組み本格的に本人と家族の支援計画を立てることとした。

【A氏と家族への支援計画とポイント】

支援計画をすすめる上で、最も重要なことは、A氏自身の絶望感と挫折感の深さであった。浦河に来れば何とかきっかけが掴めると思い込んできたA氏にとって同じ失敗の繰り返しの現実は、深い落胆を与えた。しかし、その深刻さがプログラムへの参加の強い動機となった。A氏の問題の解決にあたっては、「一緒に解決方法を研究しよう」と励まし、以下の点を本人も参加したチームで共有した。

①暴力の問題を、当事者がイメージしやすいネーミングとして「爆発」と呼ぶ。
②「爆発」の改善に向けてのプログラムは、「暴力を止めたい」と願っているA氏自身の思いと向きあいながらすすめる。従って、この問題解決の主役をA氏自身とし、スタッフは側面的な支援の役割に徹する。
③従来の「爆発」の改善の手立てが薬物の増量であったため、A氏自身が抱いている「薬」に対する否定的なイメージを取り除くために薬の役割と限界や薬物療法とともにさまざまな支援の必要性を説明する。
④「爆発」の結果生じた損害や後始末の責任を当事者自身が取ることを重視する。
⑤「爆発」に至る原因を「家族のかかわり方」に転嫁しない。家族への励ましと共感を大切にする。

⑥「爆発」に及んだ後に、自らの心情を振り返り、家族に言葉で説明し、謝るプロセスを大切にする。そのための練習方法としてSST（生活技能訓練）を活用する。

⑦同じ苦労を経験した仲間の力を借り、仲間とともに「爆発のメカニズム」と回復のプロセスを研究する場として定期的にミーティングを開催する。

【ミーティングのすすめ方】

A氏がメンバーに呼びかけ「元爆発」や現役の爆発経験者が五人ほど集まった。すすめ方は以下のように行った。なお、司会進行役はA氏が担当し（事前に打ち合わせ）、最初にこのミーティングをはじめるまでの経過と主旨、すすめ方の説明を行った。

①挨拶

司会担当者の「これから爆発ミーティングを行います」の挨拶ではじめる。最初に「今週の爆発」というテーマで、出席者が自己紹介、一週間の体調と気分、爆発体験などのエピソードの紹介を行う。

②研究テーマと救援依頼の確認

参加者に「今週の研究テーマや救援依頼はありますか。ある人は出してください」と呼びかけテーマを出してもらう。最初ということでA氏自身が「爆発のメカニズム」についての研究の動機と自分の理解している「爆発」について説明し参加者で話し合った。テーマは、爆発に至る前の兆しの問題や、思い出したくない忌まわしい過去や言葉――ミーティングの中では、『お客さん』

と呼んだ――に急に襲われたときの抑えようのないイライラ感や『幻聴さん』の声とどのように付き合うかについて話し合った。

③練習を行う

爆発ミーティングのポイントは、話しあいだけで終わらないということである。認知行動療法的な視点を随所に盛り込み、練習はSSTの手法を取り入れて行った。A氏の場合は、爆発の回避を目的として自分の気持ちを父親に打ち明けることや『お客さん』に襲われそうになったときに、仲間やソーシャルワーカーにSOSを出す練習をした。

④終わりの挨拶と参加者の感想

最後に、「爆発救援隊」の隊長としてA氏を選出し、参加者一人一人が感想を述べて終了した。

3）爆発ミーティングの意義

「爆発」のメンバーの活躍は目を見張るばかりである。多くの仲間が、「爆発」から自らを助け対処する力を獲得し、活動を通じて当事者自身が成長しているように思われる。この問題は、当事者の抱える生きにくさの中でも最も難しいテーマであり、従来、精神科病院が内部に抱え、管理的に対処せざるを得なかった課題である。しかし、病院としても暴力だけを理由に長期入院を受け入れる時代ではなくなり、むしろ敬遠される傾向にさえある。その結果、対応の責任はすべて家族に押しつけられ、当事者も含めて抱える苦痛ははかり知れないものがある。昨今、そのような家族が交流をはじめるという新しい動きがあることは注目に値するが、このミーティングを通じて再確認したことは、この問題の解決が困難であればあるほど、このテーマの主人公を当事者自身が担わなくてはいけないということである。暴力に陥る当事者自身が、この問題に最も苦悩し解決を求めていることを知らなければならない。爆発ミーティングは、当事者自身が取り組む主体的な活動であることを重視する意味で、特にネーミングは重要であった。「研究」「爆発」「救援隊」というネーミングが、活動に対する当事者のモチベーションを高め、継続するうえで大切な要素となっている。

そして、このような当事者を主体とした取り組みがより効果をあげるためにはセルフヘルプ(自助)・グループの活用、外来通院と適切な薬物療法、家族関係の調整、役割の獲得に向けた作業所などの利用、訪問看護や権利擁護事業などトータルな支援体制が必要となってくることはいうまでもない。

三　「仲間の力」と「専門家の力」

浦河において、リハビリテーションプログラムへの当事者参加が促進された背景には、何よりも「〝囲〟学＝囲い込みの医学」「〝管〟護＝管理の看護」「〝服〟祉＝服従の福祉」という自らの置かれた状況に対する反省と改善に向けた努力が必要不可欠であった。一九五九年の開設以来、当事者への地域生活支援体制のまったくない状況の中で、地域住民の安全と家族の安心という付託を受け、長きにわたって浦河赤十字病院は、精神障害者のあらゆる生活の局面を把握し、かかわり、援助するという「地域の監督者」の役割を肥大させてきた。家族や、地域に代わって精神障害者を保護・管理する場として病院はあったのである。そこで起きたのは「過剰なケア、過剰な治療、過剰な援助」の常態化であった。その結果、当事者の持つ力を無視した代理行為が蔓延し、生きる力を奪ってきた。生きる力を奪われた当事者は、退行した行動や症状を呈することによって、さらに過剰な管理と保護を誘発するという悪循環の中で、意欲をなくし、長い間、それを「統合失調症という病気の重さ」と理解してきた。医師も看護師もソーシャルワーカーも、専門家としての養成過程では決して学ばなかったはずの「過剰援助」という手法に依存し、われわれ自身の仕事を自らの手で、希望のないものとしている現状を直視し、われわれ自身が「回復する」努力が必要とされたのである。

それらの改善の契機となったのが、A・A活動との連携による「非援助の援助」——アディクション・アプローチ——の視点の取り入れであり、べてるの活動との連携による「SSTの導入」——エンパワメント・アプローチ——であった。そのように当事者との連携を通じて、援助者としての役割の再構築をはかってきた。これは、援助とはいわゆる援助者も当事者も互いに成長する「相互変容過程である」とする原点——対等性——に立ち返ることでもあった。

おわりに

精神科リハビリテーションへの統合失調症など精神障害を体験した当事者参加の試みは、まだまだ端緒についたばかりである。精神保健分野において「当事者」とは、政治的な闘争を挑む人々と混同され、いまだに「当事者主体」という言葉が、危険用語の一つとして現場にさまざまなアレルギーをもたらすことが少なくない。以前、北海道でSSTに関する研修会が企画された際も、テーマを「当事者とともにあるSST」と決めるにあたって、関係者の間に動揺が駆け巡り、今さらながらに専門家が抱えている「当事者」に対する怯えと恐れの深さをあらためて実感したことがあった。

そうであったとしても、時代は、確実に変化している。専門家が中心となって担う精神障害リハビリテーションから、当事者の持つ力と役割を正当に評価し、連携する中で、陥りがちな過剰な医療の中で芽を吹くことをためらっている当事者の潜在的な能力の発揮を促進するかかわりが、あらためて重要になっている。それは、精神障害リハビリテーションのプロセスの中に、①人間関係への参加が自尊心を促進すること、②適切なカミング・アウトが他者への援助を求めていくことを可能にし、孤独を取り除くこと、③当事者自身が他者の回復（癒し）に貢献する力を持っている、ということの経験をうながすこと、④そのためには、日常的に病気・薬物療法・対処技法・社会資源に関する情報に触れる場が用意されていること、を構造的に組み込む努力が必要不可欠であることを意味しているのである。

文献

浦河べてるの家『べてるの家の「非」援助論』医学書院、二〇〇二年
L・M・グティエーレス、E・O・コックス、R・J・パーソンズ（小松源助訳）『ソーシャルワーク実践におけるエンパワメント』相川書房、二〇〇〇年

P・W・コリガン、D・W・ギフォート編（野中猛監訳、柴田珠里訳）『チームを育てる――精神障害リハビリテーションの技術』金剛出版、二〇〇二年
寺谷隆子編『経験は人生の知恵袋―ピアカウンセリングガイドブック』エンパワメント研究所、一九九九年
向谷地生良「浦河べてるの家の活動とPSWの役割」『最新精神医学』第四巻第二号、一九九九年

第五章

生活の中での統合失調症の精神療法

当事者の暮らしのツールとしてのSST（生活技能訓練）

はじめに

ソーシャルワーカーとして精神医療の現場で仕事をしてきた歩みを振り返る中で感じる潮流の変化が二つある。統合失調症に対する治療とリハビリテーションに必要な条件が明確化されたことと、そのための具体的な戦略が示されたことである。それは、精神障害リハビリテーションの四条件としてたびたび紹介している、①精神症状に対する適切な薬物療法、②社会生活技能の障害に対する生活技能訓練、③自己喪失の挫折感から救出するための精神療法、④家族機能・社会的支持の回復による社会的不利益の改善（西園、二〇〇〇）に象徴されるように、リハビリテーションの目標が関係者の共通の実践目標として共有され、その方法についても、精神生物学的な根拠に基づく認知行動療法的なアプローチを基礎としたワークブックなどのテキスト（ファルーン・鹿島、二〇〇〇）として紹介されるようになってきたことである。

そのような精神医療の構造変化は、治療の場における患者—当事者の果たす役割の変化としても顕著に現われている。一言でいうならば病気を抱えた当事者の果たす役割の増大であり、治療の脇役から主役に躍り出たといえるであろう。病名も、飲んでいる薬の名前も知らされることのないお任せ治療の時代から、少なくとも浦河では、院外処方の普及も手伝い、ほとんどの当事者が病名も薬の名称まで知ることが当たり前になってきた。処方内容も、わが国では、未だに定型型の抗精神薬が幅を利かせた処方がまだまだ一般的な中で、浦河ではいち早く一〇〇％非定型の抗精神薬となり、当事者の表情にも活気がある。

それを実現させたさまざまな背景の一つとして、「浦河べてるの家（以下べてる）」の長年の実践活動がある。べてるの概要については既出されているのでここでは省略するが、べてるの活動特徴の一つに、統合失調症などを抱えた当事者の暮らしの中に、ＳＳＴ（生活技能訓練）をはじめとする認知行動療法的アプローチなどのさまざまな「精神療法」のエッセンスが、知恵としてさりげない形で定着し活用されていることがある。

それを先に取り上げた精神障害リハビリテーションの四条件に照らし合わせると、本章の「生活の中での統合失調症の精神療法」というテーマは、条件の③と④に関連した話題となる。ただ、ここで少し説明がいると思われるのは、「生活の中での」という但し書きの意図である。それは、狭い意味での専門家の治療や援助の手段として用いられる「精神療法」ではなく、専門家と当事者が、生活場面の中で共有し活用するツールとしての「精神療法」という意味で用いたつもりである。

そこで、本章では、私自身のソーシャルワーカーとしての実践のベースとなり、べてるの活動にも少なからず影響を与えている「実存的なアプローチ」の視点と、対立的にとらえられがちなSSTという「認知行動療法的なアプローチ」を中心としたプログラムが、いかに生活支援の場に活用されているか、という視点から現状を紹介したい。

一　精神医療と精神療法

精神療法とは、「治療者―患者関係を通じて、患者さんの精神状態によりよい変化を与えることを目指す心理治療」（西園、二〇〇三）である。しかし、かつて私が精神科の専属のソーシャルワーカーとして現場に足を踏み入れた当時、統合失調症の治療の中心は、薬物療法とせいぜい個人を対象にした悩みを聞く程度のカウンセリング、それと生活療法――レクリエーションや作業――がそのプログラムの中心であった。誰がいうともなく「統合失調症の患者は、話しあいができない」とか「病識がない」という常識が現場を支配し、そこには今日のような生物―心理―社会的な視点に基づいたトータルなプログラムなど想像することもできなかった時代である。その中で、唯一治療の手応えがあったのが、アルコール依存症であった。A・Aや断酒会というセルフヘルプ（自助）・グループと連携したプログラムは、従来の社会的な落伍者というレッテルから依存症という「病気を抱えた人」という理解をうながし、回復の見通しをもたらした。

その反面、統合失調症は、内因・外因・心因という疾病モデルをベースとした単純な「内因」説を背景として、いかにも治療の特効薬を待望するかのような空気が現場を支配していた。それは、当事者や家族も同様であった。統合失調症を薬で治せる「脳病」であるとする考え方の浸透は、それを心臓病や肝臓病と同じレベルで語れる時代の到来を予見させ、それが関係者の閉塞した状況を打開する一縷《いちる》の望みとして語られていた。その意味で、「統合失調症と精神療法」というテーマ自体が現実感を持って受け入れられる素地は、まったくといってよいほどなかったといえる。しかも、当時は、病気を抱えた当事者自身が自らの病名を知っていることも稀であり、知らせることの必然性も明白ではなかった。主治医のいうことを信じて任せるのが、よりよい医師―患者関係の基本でさえあった。従って、病状の悪化や体調不良の問題はすべて医師の治療の領域の問題であって、当事者や家族ばかりでなく、支援にかかわる関係者自身も立ち入ることのできない聖域と化していた。

一方では「療法」と名のつくアプローチに対する根強いアレルギーもあった。特にソーシャルワーカーは、精神科医療が構造的に抱える閉鎖的で管理的な現状を打開すべく、一九七〇年代に埼玉のやどかりの里を筆頭に入院医療に代わる地域生活支援モデルの実現に向けたさまざまな取り組みをはじめていた。そこでは、自発性・自主性に乏しい当事者との「人間同士の付きあい」を重視し、「病者を保護・管理・指導するという発想を捨てなければならない」のと同時に、それに代わる一つの可能性として「仲間同士の連帯」と現象学的な人間理解が重要視された（坪上・谷中、一九九五）。そのような「地域活動重視の立場」からは、技術論としての「療法」は、精神障害者を保護・管理という抑圧の構造に適応させるための悪しき道具であり操作であるという批判がなされ、両論が現場を二分する状況にあった。それは、精神医学が抱えてきた伝統的な議論として、原因を発見する立場から出発する科学的アプローチ（いわゆる医学モデル）や人間の認知や行動に対する科学的理解に基づく行動療法などを「援助や人間変革に対する楽天的、能動主義的な関心」（メイ、一九五八）と批判し、その不十分さを踏まえて、未来、状況、希望、憂慮などの諸相を生きる人間生活の側面を重視しようとする実存的アプローチ（アラーズ、一九六一）の重要性を説く立場の対立と似た構造を持っている。

そのように精神医療の現状を対立的、移行的な概念で説明しようとするあり方は、今日では「医療モデル」と「生活モデル」の議論として引き継がれている（藤井、二〇〇四）。そこで説明される「医療モデル」の最も典型的な弊害として説明されているのが、治療の場では「認知障害をもつとされる精神障害の場合には、まさしく患者管理のために、指導・訓練が押しつけられてきた」（藤井、二〇〇四）という認知行動療法的アプローチとしてのSST（生活技能訓練）を念頭に置いた批判であり、そこでは「生活モデル」こそが、当事者の生活支援にとって必要な新しいモデルであり、望ましい方向であると説明されている。このような視点は、疾病とは「社会による統制を必要とする逸脱」であり、「科学的な治療技法を使用することによって統制」（フリードソン、一九七〇）する必要があるという近代における疾病概念に対する批判をも含んでいる。

そのような歴史的な議論と異なる立場を概観したときに、べてるの活動が育んできた地域で暮らす当事者の「当たり前の苦労」を取り戻すという視点や、さまざまな事業展開を通じ、社会復帰ではなく「社会進出」をはかり、「健常者や地域全体の回復に寄与する」という逆説的なアプローチは、伝統的な精神医学とは異なり、むしろ「反精神医学」の立場とも論じられることもあったが、私自身が、意識的にも無意識的にも最も影響を受けてきたのは、V・E・フランクルが創始した「実存分析」の視点であった。伝統的な精神分析的治療は「抑圧された体験内容を無意識から奪って意識に帰し、自我の強力化に成功するように努める」のに対して、実存分析は人間存在の根本的基盤へと目を向け、特に「責任性の意識化」の視点は、さまざまな困難に直面しながら生きることの意味を問う中で、人生の有限性を意識しながら生きようとする「責任」の重要性を述べている。そして、「人間が変えることのできない運命に対していかなる態度を取るか」という「態度価値」（フランクル、一九八五）の視点は、実存分析が主として神経症をテーマにして検討されたとはいえ、望まずして発症した統合失調症の疾患としての治療の困難さ以上に、社会的にも困難な状況を生きなければならない当事者への基本的人間理解として、私自身多大な影響を受けてきた。

それは、べてるの実践をすすめる上で、当事者自身が自分の病名を意識的に明らかにし、「地域の抱える苦労への参加」というキャッチフレーズにもあるように、自らが精神障害を抱えて生きようとすることの責任性と可能性に目覚めることを重視する見方へとつながってきた。そして、一年を振り返って最も仲間に影響と感動を与えた幻覚・妄想の体験者を表彰する「幻覚&妄想大会」に象徴されるように、「べてるには独特のユーモア精神と笑いがある」といわれる背景には、実存分析で必須な「あるものごとと自分自身の間に距離を置こうとする重要な方法」として、ユーモアが活かされていたり、「それで順調！」というキャッチフレーズには、予測される不安や困難に対し積極的に望む態度を取ろうとする「逆説志向」のアプローチが読み取れる。

しかし、そのような実存的な立場をとる援助者は、先にも示したように科学的な基盤を持った援助技法やアプローチに対し、一貫して批判的な立場を維持してきた。アメリカにおける実存主義ソーシャルワークの指導的立場にあるクリルは「実存主義者は、人間を衝動に操られた動物とか、あるいは学習的に条件づけられた社会的動物ととらえる人には同意しない」とし「学習理論は、完全な決定力を持つ社会的緒力という理論基盤の上で人を免罪する誤りを犯している」（ターナー、一九八六）と述べている。その意味で、「べてるの良いところは管理が行き届かないところ」という言葉に象徴されるように、従来の指導的・管理的なかかわりを廃し、当事者の自由闊達な生き様とチャレンジ精神を重んじ、数々のユニークな実践に取り組んできた浦河において、一九九三年から認知行動療法的アプローチであるＳＳＴ（生活技能訓練）を取り入れ、積極的に活用していることを意外に感じる関係者も多かったように思う。

しかし、当時はじめて道内で開催されたルーテル学院大学の前田ケイ教授によるＳＳＴに関する講演を偶然聴いた私は「これだ！」という閃きがあったことを今でも鮮明に覚えている。それは、精神障害を抱える当事者の生きづらさの一面を、生きる意味や人間の価値の喪失と侵害の側面から理解することと、特有の人間関係のこじれや症状に翻弄される苦労を「認知行動過程の障害」の面から理解し「練習する」というアプローチは、決して矛盾しないと感じたからである。それは、実存主義の立場が、技法を一方的に批判するのではなく、方法崇拝に陥ることを戒め、「技法を技法として探求するのではなく、あらゆる技法の根拠を理解しようと努める」（メイ、一九五八）ことの大切さを主張していることにも通じるものがある。そして、従来、当事者の抱える「生きづらさ」という曖昧な言葉で説明されてきた暮らしの困難さを理解し、かかわる新しい切り口として、認知行動療法的アプローチは、きわめて明快な視点を提示することになった。それは、車にたとえていうならば、精神障害を抱える当事者とは、特有の「運転のしづらさ」から交通事故を頻繁に起こすために免許を取り上げられる人や、口頭で繰り返し注意や指導を受けてきたが、なかなか効果が上がらず困り果てている人に似ている。しかも、教育と教習の場面を保障する、という当たり前のことが欠落していたにもかかわらず、無事故・無違反を求められていたのである。つまり、SSTとの出会いは、私だけでなく、服薬管理のみを金科玉条のごとく強いられてきた当事者にとっても、自らの抱える〝生きづらさ〟が視覚的、動作的に把握でき、かつ達成感も得られるという革命的なできごとであった。

以上をまとめると、先に紹介した実存主義の立場や生活モデルの立場からの認知・行動療法的アプローチに対する批判に対しては、以下のことがいえる。

①SST（生活技能訓練）が最新の精神生物学的な研究成果に基づいており、統合失調症を抱える

当事者への治療や支援に一定の根拠を持っていること。
②従来の「生活モデル」といわれるアプローチの中には、その根拠と課題の明確化において曖昧さがあり、一般化することに困難があったこと。
③SST（生活技能訓練）などの認知・行動療法的アプローチが、実存主義アプローチがこだわる深い人間理解と当事者への信頼の基礎の上に用いられること。
④エンパワメントの構成要素（グティエーレス、一九九七）においても、対人関係の側面において、「練習」による新しいスキルの獲得が重要視されていること。
⑤「医療モデル」か「生活モデル」かの二者択一的な発想ではなく、総合的な連携と協力のモデルを確立し組織化する必要性があること。
⑥医療が本来の期待される役割と機能を十分に発揮できていない現状を改善し、社会的入院という形でいかにも「治療が完了した人たち」と見なされ「治療放棄」をされている当事者へあらためて精神障害リハビリテーションの四条件に適った「治療」と「援助」の光を当てて地域生活支援に移行させる手立てを講じること。
⑦医療に対して社会が負わせてきた「管理・収容」の暗黙の期待を具体的に改善するための方策を講じること。

二　当事者の暮らしのツールとしてのＳＳＴ

周知の通りＳＳＴ（生活技能訓練）は、認知行動療法の一つに数えられ、対人関係の改善や、服薬の継続、症状自己管理など、精神障害者の地域生活を支援する治療・援助技法である。ＳＳＴは一九九四年四月の診療報酬の改定によって「入院生活技能訓練療法」として取り入れられ、今日まで一定の普及をみてきたが、外来での診療報酬の裏づけがないのと、最も必要とされる地域生活支援の場での普及が課題となっている。浦河では、そのＳＳＴが地域生活支援の場で積極的に活用されている。

ＳＳＴが、支援や当事者の生活の中に定着していく地域基盤に、一九八四年に地域貢献を旗印にはじまったべてるの活動がある。べてるでは「三度の飯よりミーティング」という理念にも示されるように「語ること」「自己主張」をベースとしたミーティング・プログラムと、「自分を助ける」という方法として「自分を責め、発作が起きそうになったら自分の胸に手を当てて〝お前はいい奴だ〟と励ます」という自己会話が〝おまじない〟として活用されてきた。そしてＳＳＴと出会う中で、積極的に当事者がその手法を学び、一九九四年四月の浦河赤十字病院精神科での導入に際しては、べてるのメンバーが研修会の講師役となって職員の前でデモンストレーションをした。さらに、当時ＳＳＴが本当の当事者が使えるツールとなるためには、場全体のコミュニケーションの質の改善が必要と考え、

「今週の苦労」という形で自分の抱えているつらさや苦労を仲間に伝えることの大切さや、SSTの基本理念である「誰もがすでに百点満点」「問題探しをしない」「良かったところとさらに良くする点を基本とした話しあい」を他のプログラムの中や、共同住居や作業部門のビジネスミーティングでも取り込むなどの工夫をした。そのようにして、今週の苦労は、新たな練習テーマへとつながり、問題探しから「希望志向」のコミュニケーションが生まれ、それが当事者をSSTの活用へ向かわせるエネルギーとなってきたのである。

SST活用の例として、先日、べてるを訪ねると、統合失調症を抱える二人のカップルが笑顔で走り寄ってきた。二人がいうには、大手出版社のイラストのコンテストに応募したら、選考を通ったという通知が来たが、昨今の「おれ、おれ詐欺」もあるので、本物かどうかを電話で確認しようということになったというのである。そこで、二人でSSTをして練習し、電話をかけたら本物だとわかってうれしくなり、吉報を皆に報告するためにべてるに来たということであった。

このように、浦河ではSSTが地域で暮らす当事者のツールとして自然な形で活用されている。

三　精神療法としての「当事者研究」

ここでは、浦河をはじめとして全国各地に広まりつつある「当事者研究」を紹介したい。浦河では、SSTが当事者の中に普及し、認知行動療法の持つエッセンスが、当事者の生活に馴染み、「治療」

とか「援助」と言った専門家の立場からの硬い言葉が、当事者の実感と主観の中で磨かれて自然な形で生活に定着するのと同時に、「当事者研究」は、当事者自身の症状の自己管理や再発の注意サインを把握するという作業が、骨格を残しながら発展的に変化を遂げたものだといえる。自らの抱える〝生きづらさ〟に自分の専門家として「研究者」の視点から眺め、仲間同士の知恵と経験を寄せ合う中で、新たな生き方、暮らし方の方法を見出していこうとする「当事者研究」は、徐々に関心を呼び、一年に一度、浦河で全国交流集会も開かれるようになった。次に、全国各地で取り組まれはじめている基本的なモデルを、統合失調症を抱えながら金銭管理に困難を持つAさんを事例に紹介したい。

【事例】統合失調症を抱えるAさん

① 〝問題〟と人との切り離し作業

金銭管理に課題を抱えるAさんには「金遣いが荒い」とか「嘘つきだ」というレッテルが貼られている。家族も支援する関係者もついつい苛立ってしまう。そこで重要なのが、最初に取り組む「〝問題〟と人との切り離し作業」である。その作業によって「金銭管理ができない嘘つきのAさん」が「金銭管理の上達を切実に望むAさん」という理解に変わる。このように「当事者研究」は「問題志向」から「希望志向」に基づき、ユーモアも交えながらの楽しい冒険心に溢れた「研究」としてすすめられる。これは、当事者ばかりでなく、周りの関係者にとっても重要なリフレームの作業といえる。

② 「自己病名」をつける

これは医学的な病名ではなく、自らの抱えている苦労の意味や状況を反映した「病名」を自分でつける作業である。たとえば「統合失調症〝月末金欠型〟」という病名がつく。これは、仲間とともに自分の苦労の特徴を語り合う中でみえてくるものであり、苦労を自分のものにする重要なプロセスである。

③研究テーマをきめる

Aさんの場合は、起きている苦労をそのまま活かした「金欠のメカニズムの研究」となった。

④苦労のパターン・プロセス・構造の解明

金欠状態への陥り方ばかりではなく、当事者の抱える苦労には、必ず規則性があり反復の構造がある。それを、仲間とともに話しあいながら明らかにし、図式化、イラスト、ロールプレイなどで視覚化する。そこで、いま起きている〝問題〟の可能性や意味も共有される。そこでは、金欠状態を脱するためにAさんが取るさまざまな対応や苦し紛れの手法も「一つの対処法」として、評価し、尊重される。

⑤自分の助け方、守り方の具体的な方法を考え、場面をつくって練習する

お金を借りる、質屋を活用するという「行き詰まりの対処法」と違う「新たな対処法」を編み出したいという当事者の希望に基づき起きてくる苦労への自己対処の方法を考え、練習する。金銭管理であれば、具体的な解消策として「権利擁護事業」の活用なども視野に入れる。危機や苦労の兆しをキャッチしたときの自分を助ける方法としてのSOSや相談先を決めて、SSTの手

順を活用しながら練習する。ここで、大切なのは自分を助ける主役は専門家や仲間ではなく、あくまでもまず「自分自身」だということである。周りは、「自分を助ける」というプロセスを側面的に助けてくれる役割に徹する。

⑥結果の検証

結果を検証し、良かったところと、さらに良くする点を仲間と共有し、次の研究と実践につなげる。研究の成果として生まれたユニークなアイデアは、当事者研究の成果をデータベース化して保存する「べてるスキル・バンク」に登録し、仲間に公開する。

以上が、当事者研究のすすめ方の骨子である。面白いのが、苦労への自己対処の部分で、当事者は、われわれが想像もつかない「自己対処」の方法を考えつくことである。誰かが部屋に侵入して身体に傷をつけていくという妄想を持ち、周囲とトラブルが耐えなかった当事者が編み出した対処方法は「缶コーヒーを枕元に置き、身体を傷つける相手をもてなす」という方法だった。「缶コーヒーもてなし作戦」は、大成功であった。当事者の抱える主観的な世界を尊重し、当事者自身の発想を活かした対処方法を取ることによって、十分に困難を解消できる可能性を実感している。

おわりに

最近経験した例だが、「主治医との関係に悩んでいる」という相談があった。統合失調症を抱える三〇代の男性からであった。街へ出かけては、具合が悪くなり救急車を呼ぶということを月に二〇回から多い月で三〇回繰り返しているという。主治医が「外出を控えるように」というのも無理はない。しかし、本人は外出したい。そこで、意見が合わないということであった。救急車を呼ばなくてはいけないほどのつらい状態の中身を詳しく聞くと、案の定『幻聴さん』との格闘が起きていた。「僕が、せっかく街に出てきたのに幻聴が〝休め！休め！〟としつこく命令してくる」という。ここまで聞くと今回の相談のテーマは〝主治医との人間関係〟ではなく、実は〝幻聴さんとの関係〟であることがわかった。

そこで、自分を助ける一番手は、主治医以前に、あなた自身であること。そして自分を助ける方法として、幻聴さんに「心配ありがとうございます。今日はもう少し散歩をさせてください」とお願いするという対処方法を紹介した。一〇分ほどの短い時間で詳しい病歴も家族の背景も経歴も何も伺うことなくその日は終わった。それから数日して「成功しました！」という電話があった。それを機会に、彼は、浦河の研究チームに加わり、仲間と情報交換をしている。

「自分を助ける主人公になる」ということは、それだけで当事者自身に大切な何かをもたらすのだろう。このあまりにもシンプルなエピソードに似た事例を、最近多く経験するようになった。このことは、今後の精神障害リハビリテーションや地域生活支援の現場に大きな変革をもたらす可能性を孕んでいるように思う。当事者の力の中に、大切な鍵が秘められている。その意味で、単純に専門家のマンパワーが増し、支援体制が整備されていくのではなく、当事者自身の力が増し、専門家との対等性が保障されるようなあり方が大切になってくるように思う。これまで、さまざまな「療法」と出会い、目の前を通り過ぎていった。しかし、ＳＳＴだけは「当事者研究」という居場所を見出し、新しい育ち方をはじめている。

文献

Ｒ・アラーズ（西園昌久・板谷順二訳）『実存主義と精神医学』岩崎学術出版社、一九六九年

Ｌ・Ｍ・グティエーレス、Ｅ・Ｏ・コックス、Ｒ・Ｊ・パーソンズ（小松源助訳）『ソーシャルワーク実践におけるエンパワメント』相川書房、二〇〇〇年

Ｆ・Ｊ・ターナー（米本秀仁訳）『ソーシャルワーク・トリートメント――相互連結論的アプローチ（上）』中央法規出版、一九九九年

坪上宏・谷中輝雄編『早川進の世界――あたりまえの生活ＰＳＷの哲学的基礎』やどかり出版、一九九五年

西園昌久「精神障害リハビリテーションにおける包括的視点」蜂谷英彦・岡上和雄監修『精神障害リハビリテーション学』金剛出版、二〇〇〇年

西園昌久『精神医学の現在』中山書店、二〇〇三年

Ｒ・Ｈ・ファルーン、鹿島晴雄監修『精神科リハビリテーション・ワークブック』中央法規出版、二〇〇〇年

藤井達也（二〇〇四）『精神障害者生活支援研究』二〇〇四、学文社

Ｖ・Ｅ・フランクル（霜山徳爾訳）『死と愛――実存分析入門』みすず書房、一九七七年

Ｅ・フリードソン（進藤雄三・宝月誠訳）『医療と専門家支配』恒星社厚生閣、一九九二年

Ｒ・メイ、Ｅ・エンジェル、Ｈ・Ｆ・エレンバーガー編（伊東博・浅野満・古谷健治訳）『実存』岩崎学術出版社、一九七七年

第六章

心理教育をどのように実践するか

「当事者研究」の実践と心理教育

はじめに

わが国における統合失調症などの精神障害を抱える当事者の治療や援助は、障害者自立支援法の成立に象徴されるように、入院中心から地域生活中心への移行という政策的な構造変革の中で、保健・医療・福祉の領域の多職種が当事者や家族と連携したトータル・リハビリテーションの理念を具現化する包括的なアプローチの視点に立ったプログラムの導入へとシフトしつつある。そのアプローチの中心をなすのが心理教育のプログラムである。その中でも、従来から統合失調症を抱える当事者への心理教育プログラムは、大きく分けると、再発予防の観点から疾病理解と再発予防に向けた薬物療法の重要性や精神保健福祉にかかわる制度の理解などの知識と情報の獲得に向けたプログラムと、ＳＳＴ（生活技能訓練）などを活用した社会生活技能の獲得に向けたプログラムという二つの導入がなされ、実施されてきた。特に近年は、当事者への地域生活支援が、単なる病気の理解と生活情報の提供以上に、当事者の暮らす現実的な生活場面において、適切な形で活用されることへの重要性（般化）の理解の深まりから、ＳＳＴが病院を中心とした普及から、ようやく地域生活支援の現場で関心を呼び、導入が進みだしている。

筆者も、長年にわたって、精神保健福祉領域のソーシャルワーカーとして、統合失調症を抱える当事者の入院から就労を含めた地域生活支援の現場で実践を重ねる中で、エンパワメント・アプローチの一つとしてのＳＳＴには、それまでの手探りの実践に、一つの重要な手がかりを得たような強烈なインパクトを感じたことを覚えている。その手ごたえの意味を考えると、当時は、ソーシャルワーカーの立場からは、精神障害者への治療や生活支援には、薬物療法だけに偏らないトータルな支援システムの構築が必要不可欠であることがわかっていても、それを診療チームで共有するための理論的な根拠が希薄であった中で、ＳＳＴの導入を機に、チーム医療の確立への動機づけになると感じたことと、当事者自身が自らの抱える生きづらさに「練習」という形で主体的に向き合うということに、スタッフとの共同作業としてのイメージを描くことができたからであろう。当時は「受容と共感」を中心とした関係論と、力動精神医学を基盤とした人間理解や薬物療法への過度の依存が支配する現場の中で、「社会復帰から社会進出へ」などという理念を掲げ、統合失調症を抱えた当事者とともに「起業」への挑戦を続け、試行錯誤を繰り返していた時期であっただけに、ＳＳＴとの出会いは、時代の追い風を感じた瞬間であった。しかし、ＳＳＴをはじめとする心理教育のアプローチは、同時に、常に精神保健福祉のシステム全体の底上げの重要性の問題をわれわれ自身に突きつけてきた。

心理教育をすすめる上で、大きな課題となったのが、被害妄想などの統合失調症による症状の影響によって、日常的に家族も含めた人とのつながりに困難が生じ、地域での生活にさまざまな支障をきたしていた当事者へのアプローチである。そこにあるのは、病識の欠如と、服薬習慣の獲得の困難であり、その結果として生じる病状の再燃と周囲との人間関係の修復し難い亀裂は、ますます当事者を孤立に追いやる、という悪循環をもたらしていた。そのような困難を抱える当事者も、違和感なく参加できる認知行動療法的な視点を組み込んだ心理教育プログラムの模索が、長年の課題となってきた。浦河の地ではじまった「当事者研究」は、そのような現場の要請と、当事者のニーズに対する模索の中から生まれたプログラムの一つである。その「当事者研究」が、ＳＳＴと両輪となって当事者の生活の中に定着し、半年に一度、当事者研究発表会が開かれる他、毎年、当事者研究の全国交流集会を開催するまでになっている。

本章では、当事者を中心としたさまざまな活動や認知行動療法的アプローチとしてのＳＳＴが、統合失調症を抱える当事者自身の「生きるツール」として現場に定着してきた積み重ねの中で、当事者自身が仲間とともに自らの生きづらさを「研究」し、人間関係も含めた生活上の課題を解決ないしは解消するための実践活動である「当事者研究」として深化してきたプロセスを辿りながら「当事者研究」というアプローチが、今後、精神保健福祉の現場で心理教育プログラムの一環として活用されていく可能性と意義について論じたい。

一　当事者研究とは

「当事者研究」とは、統合失調症などの精神障害を抱えながら地域で暮らす当事者の活動の中から生まれたセルフ・エンパワメントのプログラムである。その特徴は、精神障害を抱えながら地域で生きていく中で起きてくる、さまざまな生きづらさ（幻覚や妄想などの症状に翻弄される暮らしや薬の副作用、気分の落ち込み、対人関係のトラブルなど）に対して、当事者自身が仲間とともに、専門家と連携しながら、当事者として持つユニークなアイデアや対処法を持ち寄って「研究」し、現実の生活の中に活かしていこうとする一連の実践活動である。活動のキャッチフレーズは「自分自身で、共に！」である。

これは、「自分自身で考える人」たちが、「ともに哲学する」ときにこそ、物事の本質に迫ることができる、という現象学の創始者であるフッサールの言葉にヒントを得たものである。その意味で、「当事者研究」とは、自分の抱える〝生きづらさ〟の意味を「自分自身で考える」という営みを獲得する、ということであり、しかも、それは決して孤立的な営みではなく、もう一人の「自分自身で考える人」としての仲間の存在を必要とする。ここで大切なのは、当事者研究に参加する専門スタッフの立場である。フッサールの文脈で考えるならば、当事者研究はわれわれ自身にも、ともに「自分自身で考える人」という立場を要請する。「自分自身で考える人」というのは、既存の常識や専門家としての立場から離れて、統合失調症を抱えながら暮らしている当事者自身の主観的現実を、いかにも自分自身の現実のように想像し、その立場から、「ともに考える」ということである。

しかし、それは、基本的に一般医療のモデルにおける専門知識や技術を持つ権威者としての専門家から、病気や障害に対して等距離で向き合うパートナーシップの関係に置き換えても考えることができる。それは、統合失調症の持つ精神生物学的な根拠と、統合失調症を抱えながら生きている当事者の主観的な世界との両方を見据えながら向き合う関係を必要とする。その点については、エンパワメントの視点が医療・保健・福祉の領域に浸透することによって、当事者自身の自己決定を重んじ、治療や援助の過程における本人の主観が重要視されるようになっている現状から考えても、当然の流れといえる。

それは、ソーシャルワーク理論の系譜とも合致し、「まえがき」でも述べたようにゴールドシュタインは、認知科学に由来する最近の知識、道徳、哲学、人がいかに学習し変化するかに関する諸理論を統合する実践のモデルとして「認知・ヒューマニスティック・アプローチ」を提唱する中で、「クライエントのみが自身の生存について最もよく知り、判断できる者であるという立場」に立ち、われわれ専門スタッフは「同僚としてある点では参加者、観察者としてクライエント自身の土壌で、クライエント自身の意味、現実、価値、目標という主観的な世界の内部でクライエントに出会う」ことの重要性を指摘している。そして、さらには「クライエントと共同してクライエントの生活状況の問題となる、もしくは混沌とした事情の中で意味を理解し、意味を見出していこうとする立場」の可能性にも言及しており、そのイメージは「当事者研究」のアプローチにきわめて近い印象がある。

「当事者研究」のもう一つの側面は、「語り」と「物語」としての可能性である。別ないい方をするならば、ナラティヴ・アプローチとしての「当事者研究」である。「当事者研究」のユニークさに「自己病名」をつけるという作業がある。統合失調症という医学的な病名ではなく、自分自身が実感する現実を病名に置き換えていく作業を指す。自傷行為と大量服薬を繰り返す統合失調症を抱える青年は、仲間とともに自己病名をつける作業に取り組み、「誰か助けて症候群週末不安型」と名づけた。平日は、比較的落ち着いて生活ができるのに、週末になり時間を持て余すようになると、不安が増して、リストカットをしてしまう状況を反映したものだった。自己病名の特徴は、そこに本人の抱える生々しい現実の反映とユニークな暮らしがみえることである。それは「統合失調症」という精神生物学的な基盤を持つ病名が、生活感を湛《たた》えた自己病名に変わることによって、当事者たちは、自らの生きづらさの現実を語ることをはじめる。その意味で、当事者研究という場は、テーマを提示した当事者と参加者との語りの場として深化していく。ちなみに、「当事者研究」の中で、用いられた自己病名を一部紹介すると「統合失調症〈暴走型〉盛りだくさん幻聴タイプ」「統合失調症サトラレ苦労型」「〈逃亡失踪〉症」「統合失調症ヒマづかれ週末金欠タイプ」とユニークなものが多い。

ここで大切なのは、当事者研究というアプローチは、決して単一の当事者が抱える困難を解決するための問題解決の方法ではないということである。当事者研究というアプローチは、統合失調症などの精神障害を抱えて生きる上での、現実に対する「態度」や「構え」そのものだからである。それは、自分自身の抱える生きづらさの現実に対する「こだわり」や「とらわれ」が、「研究」という視点を取り入れることによって、「関心」や「興味」へと変化し、観察的な態度の中で、自らの抱える問題を一つの「研究テーマ」として外在化する作業を通じ、生きづらさの構造の解明と解消に当事者自身が主体的に取り組もうとする効果をもたらす。

そのように、当事者研究の意義とは「自分自身で、共に」の研究活動を実践することによって、自然と毎日の生活の中に、研究の成果が根を下ろし、生活の質の向上と具体的な生活課題の解消に活かせることにあり、毎日、どこでも、誰とでも可能なプログラムであるというところに特徴がある。

二　当事者研究の構造と展開

浦河において「当事者研究」というアプローチを展開する上で大切にしているポイントは、以下のとおりである。

①統合失調症の疾病としての側面と薬物療法の重要性を重んじながらも、当事者自身の主観的な理解や対処方法をできるだけ尊重し、ユニークで、当事者自身にとって有益な方法やアプローチの仕方を、自由に話しあい、語り合える雰囲気作りを心がける。

②話しあいや検討の中に、心理教育のポイントである「人」と「問題」を分けて考えるということを、当事者自身が視覚的に理解できるように、人形やイラスト、ロールプレイ、板書などを積極的に活用する。

③当事者研究を通じて得られた成果が、現実の生活の中で般化されるようにSSTなどを活用する。

④テーマごとに「研究班」を立ち上げ、当事者がリーダーとなり、継続的な研究活動を側面的に支援する。

⑤半年に一度の割合で、研究発表の機会を設ける。発表にあたっては、視覚的効果に留意してポスターやパワーポイントなどを活用する。

⑥当事者自身の経験知は、専門家の持つ知識や技術と基本的に対等であり、統合失調症によってもたらされる生きづらさとは、現状の理解を助ける適切な情報へのアクセスとその経験に基づいた有効な対処の仕方を習得する機会の欠如によってもたらされたものである。

⑦統合失調症を抱える当事者を助ける主役は、「当事者自身」であるとするエンパワメントの視点に立ったスタッフの姿勢が、当事者自身の「研究意欲」を高めることにつながる。それらは、当事者研究の実践活動の端々で、繰り返し確認する必要がある。

以上のことに留意しながら、実際の取り組み方を整理すると、三つのタイプに分けて考えることができる。

1　一人当事者研究

一つ目は「一人当事者研究」である。これは、統合失調症を抱える当事者一人一人が、「一人当事者研究」という形で、日常生活の中で、時と場所を選ぶことなく、現実の問題に、研究的な態度を持って、向きあい対処しようとする暮らし方といってもいいだろう。当事者は、現実の生活上の問題に直面したときに、それをきっかけに、不安感が増し、身体に不快な症状が起きたり、幻覚や妄想が強まったりする。その中で、統合失調症を抱える当事者は、現実に抱えている苦労と起きている体調の変化を観察（セルフモニター）し、必要な対処方法を選択し、実行に移す、という行動を起こす必要性がある。しかし、それらの一連の自助のアプローチも、その対処法は、基本的には個別的な「研究」活動の中で見出されるものであり、それが当事者自身の中に、「自分の助け方」として、般化されるまでにはそれなりの時間が必要となってくる。その意味でも、週一回の定例のセッションだけではなく、独りになった場面での「一人当事者研究」はそれを補う役割を果たすといえる。これはSSTで活用する問題解決技法のステップのエッセンスを、日常生活の中に取り入れることにもつながり、それを実際の生活の中に応用するという行為は「実験」ととらえることも可能で、その結果によってはさらなる研究と改良に向けた主体的な取り組みをうながすことにも通じる。

【事例】三〇歳代の統合失調症を抱えた女性

「電話をかけろ」「受診しろ」という幻聴に影響されて、強迫的に電話をかけたり、病院を受診したりする行動が頻繁に繰り返されたが、強迫的な幻聴に、仲間でニックネームをつけて、強迫的な行動を強いる声が聞こえるときの生活上の条件をともに研究した。その結果、空腹時、お金がないとき、暇なとき、薬の飲み忘れ、寂しいときなどに起きることを仮説として取り上げ、実際の生活場面で検証を試みた。その結果、かなりの相関関係が認められ、セルフコントロールが可能となった。

2 マンツーマンでの当事者研究

二つ目は、マンツーマンでの「当事者研究」である。これは、具体的には仲間同士や、電話でのやり取りを通じて行われる。これはお互いの相談の中に、当事者研究のエッセンスを盛り込んだやり取りである。

【事例】二〇歳代の統合失調症を抱えた男性

一日に何度も精神科外来やソーシャルワーカーに取り止めのない電話をかけてくる。時間をかけて、受容的、共感的に話を聞いていたが、改善されなかった。そこで、スタッフは、本人が電話をかけてくることを「自らの置かれた状況を改善しようとする自己対処の一環」ととらえ、懸命に自分の不安感や、思いを落ち着かせようとして電話をかけてくるという行為を「自分を助けようとする行為」として、電話でほめることにした。電話を何度もかけることに後ろめたさを感じながら、止まらない行為に困っていた当事者は、ほめられたことで安心し、不安のメカニズムと自分の助け方の研究を一緒にしようという提案に同意。以来、強迫的な電話相談は落ち着き、デイケアのプログラムに参加している。

3　グループで行う当事者研究

三つ目は、グループで行う「当事者研究」である。これは、浦河では、「当事者研究ミーティング」と呼ばれ、毎週一回、浦河赤十字病院と、べてるの家で実施されている。グループとしての当事者研究ミーティングは、概ね、以下のような流れですすめられている。

①場の構造と設定

当事者研究ミーティングのイメージは、基本的にSSTの基本モデルを思い浮かべていただけると良い。通常一〇人程度がプログラムに参加している。参加者が白板を扇形に囲むような形で椅子に着席する。白板と参加者の間は、ロールプレイなどができやすいように適当な空間をつくっておく。

②スタッフの構成と所要時間

スタッフが全体の進行役をつとめ、ミーティングの当事者リーダーとスタッフのコ・リーダーと協力しながらはじめる。プログラムに要する時間は、一時間を越えない範囲で行う。

実施頻度としては、週一回程度である。

③プログラムの展開

参加者は、基本的にオープンである。デイケアでは、幻覚や妄想など持続的な精神症状のために、生活に何らかの困難を感じている人が主に参加している。べてるでの参加者は、地域で暮らしている当事者が多いため、人間関係や仕事のすすめ方における研究テーマが多い。

④すすめ方（デイケアでの例）

［当事者リーダーによる開会の挨拶］
リーダーだけではなく、常連の参加者が挨拶係になっても良い。
［当事者研究ミーティングの趣旨とルールの説明］
新しい参加者がいた場合は「これから、当事者研究ミーティングをはじめます。それでは、当事者研究の趣旨をどなたか説明をお願いいいたします」というような形で、参加者に説明をお願いする。基本的に、このグループは〈自分自身で、共に〉を共通の理念として行われる。場の雰囲気としては、〈自分たちがやっている〉という感覚を実感できるように、スタッフは「協力者」「支援者」の立場に立つ。従って、最初の挨拶や説明などのプログラムの進行役はできるだけ当事者にお願いする。
［ウォーミングアップ］
ウォーミングアップは、場の雰囲気に合わせて、必要に応じて行う。
［「研究テーマ」の紹介］
「それでは、研究テーマを持っている人は、最近の研究の成果や苦労も含めて報告をお願いいいたします」といって、メンバーを紹介する。紹介する際は、研究メンバーの名前、自己病名、研究テーマ、研究の目的、研究の進み具合について報告する。

【事例1】
［自己病名］「統合失調症暴走型〈もう誰にも止められない〉タイプ」
［研究テーマ］「幻聴さんの声と現実の声の見きわめ方の研究」

〔研究の目的〕

「デイケアに来ると、〈馬鹿にされるぞ〉という声が聞こえて、カッとなって家に帰ってしまったり、机を蹴飛ばしたりしたことがあるので、それを、見きわめられるようになりたい」

〔今までの研究成果と実践（実験）方法〕

参加者に、当事者と同じような経験を持った仲間がいないか「アンケート」をとる。「アンケート」とは、参加者に質問をして、挙手などの方法を使い、意見やデータを収集することを指す。

その結果、

・悪口やマイナスの内容は、ほとんどが幻聴さんである確率が高い。

・先行的な取り組みとして、ICレコーダーを持ち歩き、録音して確認した人もいる。

・場の雰囲気と幻聴さんのいう内容とのギャップを察知できるようになると、ICレコーダーを用いなくても見きわめは可能になった仲間の経験がある。

・信頼できるデイケアの仲間に確認してみる。

以上の検討結果から「仲間に確認する」という方法を選択し、SSTで練習し、実際の場面で実験することにした。

〔実験の結果〕

声が聞こえたり、悪口をいわれたりしているような感覚に陥ったときに、すぐ、デイケアの仲間に確認したら「誰もいっていないよ」といわれたので、少し安心した。聞きやすい仲間がいないときには、スタッフに確認した。

以上のように、流れの基本はSSTの基本モデルを踏襲しながら研究と実験を繰り返す。終了後は、発表者を最後に紹介して、拍手をして終了する。

⑤新規の研究テーマの取り上げ方

参加者の中から、対処に困っている症状や苦労の内容を出してもらう。基本的な流れは、変わらない。留意すべきことは、いわゆる病識が有るか否かはあまり問題にしないことである。あくまでも「困っている」「苦労している」という現実の共有が大切となる。

それは、当事者が「あなたは精一杯生きている」とねぎらわれ、尊重される雰囲気をかもし出す一つの工夫ともいえる。

【事例2】

[参加者への呼びかけ]

「今日、新しく研究テーマを持ってきている人は、出していただけますか」という形で、参加者に呼びかける。研究テーマという形で、明確化されていなくても「困っていること」でも構わない。

[苦労の内容の確認]

例――「幻聴さんに薬を飲むことを反対されて困っている。薬を飲まないと具合が悪くなるので、幻聴さんのいうことを聞くことはできない」

［自己病名と研究テーマを考える］

テーマを出した当事者と、参加者で自己病名を考える。話しあいの末、自己病名は「統合失調症幻聴さん苦労型」に決まった。次に苦労の内容から研究テーマを考え、この例では「幻聴さんとの付きあい方の研究」とした。

［苦労の内容の理解と整理］

苦労の内容理解のために「苦労のマップ」を書く。苦労のマップとは、白板などに、イラストを用いて起きている苦労を図式化したり、ロールプレイを活用したりして、苦労の再現をすることをいう。その作業を通じて、「幻聴さん」が起きてくる場所、場面、内容、今までの対処法、その結果、結果に対する評価について一つの循環図として整理する。

起きていることを、図式化する作業の中で、「薬に頼らないで働けるようになりたい」という本人の願望が明らかになった。そこで、参加者に挙手で「薬に頼らないで働けるようになりたいと思ったことがある人」というアンケートを取ることにした。統合失調症を抱える当事者のほとんどが、そのような気持ちを持っていることを知り、本人は安心するとともに、仲間との話しあいの中で、幻聴さんに対する対処の仕方を検討した。

［対処方法の検討と実践］

同じような経験を持っている参加者とのミーティングを通じて、望ましい対処方法の条件を整理し、具体的な対処方法を検討した。その結果「幻聴と対立的な関係にならない」「人間関係と同じように争いにならないようにする」「お願いする」「〈いつも、心配してくれてありがとう〉と感謝をする」というアプローチを試みることにして、ロールプレイで練習した。幻聴さんの役割は、仲間がやってくれた。その練習した内容を「実験」し、次週に報告することを確認し、終了した。

三　当事者研究の可能性と心理教育

一九九四年にエンパワメント・アプローチとしてのSST（生活技能訓練）が診療報酬に取り入れられて以来、SST普及協会の地道な活動もあり、特に精神科の医療機関で一定の普及を見る中で、心理教育プログラムへのすすめ方に関する文献も多数紹介されるようになり、多くの現場で導入がはかられるようになってきた。

エンパワメントに基づくプログラムの効果については、すでにパーソンズが、個人の側面、対人関係の側面、政治・地域の側面から明らかにしているが、現実には多くの課題も残されている。その一つがSSTにおける練習課題や達成課題の「枯渇《こかつ》」の問題であり、せっかくの心理教育プログラムが、単なる茶話会やスタッフが一方的に考えた練習課題を練習する場に陥っていることである。その意味で、現場には当事者が依然として抱える生きづらさの現実と、SSTをはじめとする心理教育プログラムの乖離を克服する知恵が必要である。そしてその背景には、SSTをはじめとする心理教育プログラムを活かす、多様なサービスや支援体制の未整備の問題以上に、現場における「エンパワメント・

アプローチ」をめぐる混乱がある。それは、統合失調症を抱える当事者が、被害妄想や幻聴などの自らの固有の〈生きづらさ〉に主体的に向きあいながら生きる術を獲得していくという一連のプロセスに、専門スタッフがいかに関与するかという支援方法についての不統一である。病名の告知や幻覚や妄想といった当事者の主観的な体験にいかに向き合うかについても、さまざまな立場がある。しかし、一番の困難は、統合失調症を抱えながら生きようとする、当事者の生きづらさに、当事者自身が誇りを持って立ち向かおうとする、その力を見出すことにある。それなしには、SSTをはじめとする心理教育プログラムも「援助や人間変革に対する楽天的、能動主義的な関心」という、かつての学習理論批判を乗り越えたことにはならないと考える。

おわりに

浦河における「当事者研究」の試みは、①当事者の置かれた現実に即したプログラムであることと、②自らの体験が仲間の回復や力の獲得に貢献できる、という効力感を、当事者自身が獲得すること、③当事者自身の統合失調症の体験は、挫折や喪失の経験である以上に、有用な人生経験として、活かされる可能性のある「財産」的価値と可能性を秘めている、ということを実感し、それを実生活の中に反映させるプログラムとしてすすめられている。それは、当事者研究のテーマ「〈虚しさ〉の研究——虚しさからの逃避行動」「〈逃亡の研究〉——安心して逃亡できる職場づくり」「〈被害妄想の研究〉

――被害妄想との出会いと自立」「サトラレの研究――サトラレからサトラセへ」にも反映されている。最後に、浦河からはじまった当事者研究という拙い試みが、「自分自身で、共に」の理念とともに、全国各地の精神保健福祉の現場での研究活動へと波及し、その場から、当事者の現実に基づいた多くの生きる知恵が育まれ、共有されるネットワークの構築へと広がることを期待したい。

文　献

R・アラーズ（西園昌久・板谷順二訳）『実存主義と精神医学』岩崎学術出版社、一九六九年
伊藤順一郎・遊佐安一郎・後藤雅博編『援助技法の実際（精神科リハビリテーション）』星和書店、一九九五年
浦河べてるの家『べてるの家の「当事者研究」』医学書院、二〇〇五年
C・S・エイメンソン（松島義博・新井良直訳）『再発予防のためのサイコエデュケーション――統合失調症を患う人とその家族へのサイコエデュケーション』星和書店、二〇〇三年
L・M・グティエーレス、E・O・コックス、R・J・パーソンズ（小松源助訳）『ソーシャルワーク実践におけるエンパワメント』相川書房、二〇〇〇年
小松源助『ソーシャルワーク実践理論の基礎的研究――21世紀への継承を願って』川島書店、二〇〇二年
谷徹『これが現象学だ』講談社現代新書、二〇〇二年
A・S・ベラック、K・T・ミューザー、S・ギンガリッチ、J・アグレスタ（熊谷直樹・岩田和彦・天笠崇訳）『わかりやすいSSTステップガイド――統合失調症をもつ人の援助に生かす〈上巻〉基礎・技法編』星和書店、二〇〇五年

第七章　統合失調症を持つ人への行動支援

認知行動療法的アプローチから

家族内暴力をくりかえすクライエントへの行動支援

一　ソーシャルワーク実践と認知行動療法的アプローチ

統合失調症などの精神障害を持つ人への相談援助は、概していえば「こころの病」のイメージから、十分に傾聴をし、受容と共感をベースにしながら、感情の表出を助けるかかわりが重視されてきた。それに最も影響を与えたのは、私自身がそうであったように、フロイトの精神分析理論であり、カール・ロジャースのクライエント中心療法――人間中心理論――であろう。既知のように、初期のケースワーク理論は、その理論的な基盤を精神分析理論に依拠し、現在の問題行動の背景にある心理的なエピソードを科学的に探索して、診断し、それを取り除くことによって問題が解決されると考え、医学的な治療のイメージに近い形で相談援助過程をとらえた。現在、臨床ソーシャルワーカーとして相談援助にかかわっている多くの人たちは、自覚しないまでも、援助過程にそれらのスタイルを踏襲している。

一方、カール・ロジャースは、心理学者でありながら、援助者としての出発点はソーシャルワーカーであり、クライエント中心療法を確立するにあたって、数多くのソーシャルワーカーの相談援助のスタイルを参考にしたといわれている。ロジャースのパーソナリティー理論は、現象学的な人間理解の視点に立ちながら、人間を本質的に成長的存在、基本的可能性の実現に向かう存在であるととらえたところに特徴がある。その人間観は、ソーシャルワーク実践にたとえると、クライエントに対する無条件の信頼の理論的基盤となり、表面的な問題の諸相に左右されないゆるぎない眼差し――正確な共感、真実であること、肯定的関心――として主に相談面接の場面においてソーシャルワーカーの援助観を下支えしてきた。

そのように理論的なベースは異なっても、精神保健福祉分野におけるソーシャルワーク実践の援助スタイルは、ソーシャルワーカーとクライエントの相互の関係を軸にしたクライエントの内的な環境の調整が、現実の生活に対して肯定的な変化をもたらすことを期待したアプローチが中心であった。そこに大きな変化をもたらしたのが、認知理論、行動理論への着目である。しかし、学生時代から、『夜と霧』で名が知られたフランクルの実存主義的な人間理解に魅せられ、苦悩に満ちた人間の現実を、

「意味」の側面から根本的に転換させる実存分析は、「認知を変える」アプローチとして馴染みやすかったのに対し、行動理論については「アメリカ的な合理主義と楽観主義に彩られた〝ロック的〟な手法である」という批判に代表されるように、人間を一種の刺激に対する反応体とみなすイメージから、受け入れがたく、実践に取り入れること自体の具体的なイメージすら湧かなかったというのが、正直なところである。

しかし、統合失調症をはじめとする精神障害を持つ人が抱える〝生きづらさ〟の中核に、認知行動障害の現われとして理解することの必要性が明らかになり、その改善が、当事者の抱える病気の症状を緩和し、生活の質の向上に好ましい影響を与えることが科学的に証明されるようになった。そして、その後、認知行動療法アプローチ（以下ＣＢＴ）であるＳＳＴ（生活技能訓練）が、急速に臨床現場に普及し始めるようになり、それは、筆者のソーシャルワーカーとしての相談援助のイメージに根本的な修正をはかるとともに、さらに深化させる重要な契機となった。

ＣＢＴは、周知のように、クライエントの「行動と認知の問題に焦点を当て、そこに含まれる行動上の問題、認知の問題、感情や情緒の問題、身体の問題、そして動機づけの問題を合理的に解決するために構造化された治療・援助法」で、クライエントの「自己理解に基づく問題解決と、セルフ・コントロールに向けた学習のプロセス」であり、それが統合失調症を持つ人の治療や援助に用いられやすいようにリバーマンによって開発されたのがＳＳＴである。

ＳＳＴは、エンパワメント・アプローチと称されるように、統合失調症などを抱えることによって引き起こされる、さまざまな困難に、当事者自身の自己監視と、自己対処の可能性を開いたという意味でも、従来からの専門家中心の保護的、管理的なかかわりに、大いなる反省と治療や援助に根本的な視点の変更をうながしたといっても過言ではない。このSSTは、ともすればデイケアや地域生活支援の現場で、定例化したプログラムとして「基本モデル」を中心に実施されているが、今は、SSTを、クライエントの生活の場で展開することの意義と可能性も重視されている。その意味でも、SSTをはじめとするCBTの発想を、ソーシャルワーカーが実践の中に取り入れることは、大変意義のあることであり、それは、取りも直さず困難を抱えるクライエントの利益につながるものである。

二　ソーシャルワーク実践におけるCBTの活用

それでは、CBTの持つ視点の導入が、筆者自身のソーシャルワーカーとしての実践に、どのような変更をもたらしたかについて具体的に述べたい。先にも紹介したように、CBTは、人間の思考過程を「環境からの情報（入力）が変換され、検討され、統合され、蓄えられ、検索され、最終的にある形態の個人的活動（出力）として算出される諸過程」として理解する。それまでの、筆者のソーシャルワーカーとしての実践のイメージは、「個人に起きているエピソードを環境による影響やつながりの視点から一体的に理解するとともに、クライエントが一人の人間として困難な現実を生き抜いてきた経験を業績と受け止めながら、にもかかわらず生きようとする〝勇気〟の側面に着目し、しかも、ソーシャルワーカー自身が、脆弱性《ぜいじゃく》を抱えながら、同様に今という現実を生きようとする一人の人間であることを重んじ、それを、クライエントとの生きている現実への〝連帯〟の表明として意識化することであった。その中で、SSTをきっかけとするCBTとの出会いは、ともすれば観念的になりやすく、実践としての統一性を見失いがちなソーシャルワーカーとしての実践を、もう一度、クライエントの「認知」と「行動」の領域に落とし込んでとらえなおし、日々の実践のプロセスの中で、それを実質化するという課題への挑戦の重要な契機となった。これを、もっとわかりやすく説明すると、従来のソーシャルワーカーの相談援助のイメージの中心にある「面接」の構造を、受容と共感を通じてクライエントの自己洞察をうながすイメージから、統合失調症を抱えるクライエントの〝生きづらさ〟の解消に、「車の運転が上手になりたいドライバーへの〝教習〟」や「スポーツができるようになる」というプロセスの導入を意味する。

そのようなSSTとの出会いを通じて、もたらされた認知行動療法的なアプローチへの視点の変更は、容易に筆者自身のワーカーとしての実践の中に定着することはなかった。それはなぜかというと、視点の変更は説明的な理解ではなく、私自身が新たなスポーツを身につけると同様の習熟のための練習というプロセスを経る必要があるからである。SSTに出会ったのは、三〇代半ばであり、ソーシャルワーカーとしても、周囲からも、一定のキャリアを積んだとみなされる時期に、考えていることと実際にできることのギャップに苦しみ、それを人前にさらす中で、そこに統合失調症を抱えるクライエントの〝生きづらさ〟の一端を見出したのである。

この体験は、筆者自身のソーシャルワーカーとしての実践の中に、実践の理念や目的が、言葉や振る舞いとして現実化（身体化）されることの重要性と、そのことによって、クライエント自身が、自らの置かれた環境や、生きてきた道筋を前向きに振り返る中で、困難の意味と、定式化された行き詰まりのパターンを読み取り、あらたな生き方を模索し創造するというアプローチを構想する重要な契機となった。

三　統合失調症を持つクライエントへの認知行動療法的生活支援

統合失調症は、それを抱えるクライエントの暮らしに特有の生活上の困難をもたらす。そのような生きづらさの基盤には、認知機能の障害（注意の障害、記憶の体制化の障害、情報の文脈的処理の障害）と、行動機能の障害（自発的な枠組み作りの障害、セルフ・モニタリングの障害、行動の組織化の遅さ）があり、統合失調症を抱えるクライエントの相談支援においては、考慮されなければならない基本的な要素である。それと同時にあげられるのが、エンパワメントの視点である。このエンパワメントの視点は、ソーシャルワーク実践においては、自明なこととして理解されているが、それを援助構造に具体的にどのように組み込み展開するかについては、まだまだ、曖昧なのが現状である。

そこで、筆者自身が、統合失調症を持つクライエントへのかかわりをすすめる上で、考慮していることを具体的にあげると、次の四点である。それは、①人間関係への参加が自尊心を促進すること、

②適切なカミング・アウトが他者へ援助を求めていくことを可能にし、孤独を取り除くこと、③当事者自身が、他者の回復（癒し）に貢献する力を持っていることの経験をうながすこと、④そのためには、日常的に病気・薬物療法・対処技法・社会資源に関する情報に触れる場が用意されていること

以上のような援助構造をもった「認知行動療法的生活支援」が、具体的に統合失調症を持つクライエントの抱える困難の現実にどのような展開されるのかについて、次に紹介したい。

四　認知行動療法的生活支援の実際

ここに紹介する相談援助事例は、「認知行動療法的生活支援」の可能性を自ら実践的に検証する目的を持って六年余り、継続してかかわりを持っている統合失調症を持つA氏である。そのプロフィールを簡単に紹介する。

1　A氏のプロフィール

【病名】統合失調症
【年齢】二〇歳代前半
【性別】男性
【家族】父：五〇歳代（会社員）母：五〇歳代（専業主婦）弟：大学生
【経済】障害基礎年金2級受給

【経過】Ｂ市で会社員の父親と専業主婦の母との間に生まれ、二人兄弟の長男として育つ。小学校の高学年から、自分と周囲との間にスクリーンが下りたようなバリアを感じるようになる。高校二年の時、さらに周囲の人の視線が気になり、対人関係が困難となり、自ら精神科を受診する。一応、抑うつ状態という診断をもらい、高校を卒業するも、次第に自宅に引きこもるようになり、人の視線や幻聴に怯えては、暴言や家具、家財に対する破壊を繰り返したため、精神科病院へ入院となり「統合失調症」と診断される。

爆発を繰り返すたびに、薬も増量となり、日常生活においては、外来受診時以外は、ほとんど対人接触を絶つようになり、家族としても了解困難な怒りに対する対応に苦慮するようになる。主治医のアドバイスとしては、家族同士の接触が本人への刺激になるということで、家族内でのＡさんと家族の接触場面を減らすことが提案された。具体的にＡさんに対して両親が取った方法は「口をきかない」という対処法であった。

2　援助経過

【初回面接】

両親が相談に訪れた動機は「口をきかない」という対処法に対して限界を感じたことがきっかけであった。一番困っていたのが、時折、大声を張り上げたと思ったら、壁を殴り、荒れることである。特に母親への暴言や八つ当たりが酷く、困り果てていたという。半面、通院も欠かさず、服用している薬の量も限界まで達している。そこで、主治医が思い余って「どうして、お母さんにつらくあたるのか」とA氏にたずねると「母親の顔をみると腹が立つ」と答え、そこで、考えられたのが「親と口をきかない」という対策であった。以来、A氏も両親も一緒になって「口をきかない」という爆発の予防策を必死に遵守し続けてきた。

しかし、二カ月が経ち、このまま「会話をしない」という対処方法を取り続けることに、行き詰まりを感じた両親が、筆者の住む浦河まで足を伸ばしたのであった。「息子が吐く言葉は、親を責める言葉ばかりで、治療的にも、入院治療は本人も一番恐れているし、薬物療法もこれ以上打つ手がない状態で、本人が何を考えているのかもわからない」という状況を伺った後、支援にあたっては、現在、通院している精神科病院の治療や相談に代わるものではなく、それを補完し、評価もしないこと。そして、あくまでも、A氏と家族が現在持っている力の発揮を側面的に支援する立場を説明した。具体的なアプローチとしては、

①A氏自身が、自分に起きている困難を把握（モニター）し説明できるようになること。

②A氏が引き起こす「爆発行為」は、何らかの圧迫や困難を解消する一つの自己対処として理解すること。

③その困難に対する新しい有効な対処法（コーピング・スキル）を見出し、獲得するプロセスを共有すること。

④A氏自身が見出した自己対処を現実の生活場面で活用し、応用的に発展させていくプロセスを側面的に支援する。

という四点を説明し了解をいただいた。これは、先に紹介したＣＢＴの展開の基本的なプロセスを踏襲したものである。

　そして、もう一つ家族の役割として伝えたのは、このアプローチを進める上で、両親の役割を「親として」や「子どものため」から、「自分のため」という視点の変更である。そして、この支援は、自宅訪問と電話サポートを中心として進められることを説明した。それに対して、両親は、この二年間、ほとんど人との接触をしていないことと、長年の経験から、息子にソーシャルワーカーの訪問についての了解をとる自信がないと告げられた。しかし、Ａ氏自身が、この閉塞状況からの脱却を誰よりも望んでいること、それを困難にしている要因が明らかになり、対処力が身につくことによって、人とのつながりを取り戻せる可能性があることを説明し、近日中の訪問を約束し、Ａ氏自身には、事前に了解を取るというよりも「向谷地さんという人があなたに相談したいことがあるらしいよ」とだけ伝えてもらうことにした。

　ここで、大切なのは「相談」というスタンスである。長く、自宅にこもっているクライエントは、押し並べて自己評価が低く、社会的な孤立感、孤独感を抱えて悶々としていることが多い。そこに生じている「関係の傾き」を改善するためには、ソーシャルワーカー自身が、クライエントの〝川下〟に立たなければいけない。筆者が、ソーシャルワーカーとしての実践に用いてきた基本的なスタンスであり、「無知のアプローチ」や「〝非〟援助の援助」に通じるものである。それは、クライエント自身が、主体的に自らの置かれた状況を自己監視（セルフ・モニター）し、有効な自己対処（コーピング・スキル）を「自分の専門家」の立場から見出していくプロセスを促進するのは、援助者の力ではなく、当事者自身の力であることを、明確に際立たせる意味でも重要な視点となる。

【自宅訪問】

［何が起きているのか］

自宅訪問は、午後から行った。事前の両親との連絡で、A氏だけが在宅しているという確認は取ってあった。呼び鈴を押すとドア越しにA氏が「どなたですか？」と尋ねたので、「向谷地と申します。お母さんからすでに聞いているかと思うんですが、いろいろと相談したいことがあってお邪魔しました」と応えると、一瞬の戸惑いのあと「どうぞ」とドアが開いた。多くの場合、ドア越しで「帰ってください」と言われることも少なくない中で、ドアを開けてくれたというのは、基本的に訪問がうまくいく確率が、格段に高まる。ここで気づいたのは「人と会いたがらない」のではなく、「会えない」状況と「会いに来る人もいない」という中で孤立していたのではないかということである。扉が開き、玄関先に出てA氏は、大柄でゆっくりとした口調で用件を尋ねてきた。「こんにちは、向谷地と申します。突然お邪魔して申し訳ありません。Aさんですか。はじめまして……。近くに来る機会があったら是非、寄ってお会いしたいと思っていました。私は今、Aさんと同様の苦労をしながら在宅でがんばっている人たちを紹介していただいて、経験を聞かせてもらいながら、その人たちの応援の仕方を学んでいます。Aさんも苦労を重ねながら、がんばっていらっしゃるということを伺って、相談をしたいこともあったので……」そういうと、A氏の表情は「僕に相談ですか？」と戸惑いながらも、拒絶的な態度ではなく「上がってください」と茶の間に案内をし、お茶を入れてくれたのである。この瞬間、この訪問は成功したと確信した。

次なる展開は、先にあげた支援における四つのポイントを押さえた対話を基調にしたかかわりがはじまる。それは、徹底してA氏自身が今持っている経験の有用性に着目し、それを強化するコミュニケーションを取ることである。いわゆる「言葉のカンフル注射」である。五分ほどして帰宅した母親も交えて行った対話の中で、A氏は「今、一番したいことは何ですか」という質問に対して「家族と話がしたい」といっている。そこで、私が直感した、A氏の持っている力について話した。それは

①二カ月間、主治医の提案を守り、「家族と口をきかない」という自己対処を実践してきたこと

②「家族と話をしたい」という言葉から、今、自分に何が必要かを見きわめる力を持っていること

③〝爆発〟という手段をもって、何らかの圧迫から自分を助けようと一生懸命に取り組んできたこと

A氏は、特に③に驚いた様子で「自分は何も助けていませんが……」と嬉しさと戸惑いを現わした表情で質問してきた。そこで、私は、暴言や壁を叩く行為は、見た目は迷惑な好ましくない行為だが、実は、それは声や、何らかの圧迫に襲われたときの「自己対処」であり、「自分の助け方」である見方を紹介した。ここで大切になってくるのが、それをソーシャルワーカーの知識や専門的な見解として話さないことである。あくまでも、A氏同様の経験を生き抜いた仲間の経験として伝えるのである。つまり、ワーカーとクライエントとの一対一の援助関係ではなく、ワーカーは、A氏が、仲間や人とのつながりを回復するための「媒介者」として、そこに遣わされたのである。

そこでA氏に、家族が一番負担を感じていた〝大声爆発〟を、どんなときに〝活用〟してきたかについて尋ねてみた。すると、入浴時のシャワーや水道の水の音が強烈な圧迫を伴って迫ってくる恐怖感を感じたときに〝大声爆発〟が起きていることがわかった。

[何にどう対処してきたか]

A氏の〝大声爆発〟が、実は入浴時のシャワーや水道の水の音が強烈な圧迫を伴って迫ってくる恐怖感と関連があること、そして、次に大切なのが、その〝有効性〟である。A氏の場合、大声を張り上げると圧迫が吹き飛ぶ感覚があり、楽になるということであった。その意味でも、〝大声爆発〟は、現時点で考えられる最も有効な対処方法だということがわかった。しかし、〝効き目〟が強い半面、周囲がおびえる、物が壊れるという〝副作用〟も強いことを確認しあった。「A氏は、やはり、大声を出すことによって、一生懸命に自分を助けてきたんですね。しかし、副作用もありますね」というと、A氏はホッとした表情を浮かべ、同席する母親も、一番苦しんできたつらさの意味がわかったことで同様に安堵した様子であった。

[何にどう対処すればいいのか]

次に大切になってくるのは、副作用の強い〝大声爆発〟に代わる新たな自己対処を見出すことである。この新たな自己対処も、ワーカーによって見出されるのではなく、自分と、仲間の経験による「研究的」な関心から明らかにされることが大切になってくる。A氏、母親を交えた話し合いの中で生まれた新しい自己対処が「圧迫を感じたら、大声を出す前に家族に伝えること」であった。そこで、実施したのがSSTである。場面は、お風呂場である。「シャワーの音が圧迫になって襲ってきました」そういうと、A氏が母親に向かって「お母さん、大声を出してもいいかい?」と尋ねた。母親は「いいよ」と答えた。そこで、早速、母親に今の声のかけ方のいいところを出してもらった。母親は「ちゃんと〝声を出してもいいかい〟と確認できていたのがよかったですね」といってほめてくれた。このように、大切なことは、言葉だけの確認で終わらせずに、実際に練習してみるということである。これが一番のポイントでもあり、従来の相談面接を中心としたアプローチと最も違う点である。

以上の訪問相談以来、A氏の〝大声爆発〟はなくなった。そのことの意味をA氏にたずねると「人とのつながりを感じたから」と語っている。この経験が、A氏にとってきわめて大きなきっかけとなり、その後の外出訓練や歩行訓練につながっていった。

3　認知行動療法的行動支援の試み

「認知行動療法的行動支援」とは、筆者の造語であるが、CBTの枠組みを用いて、幻聴や妄想、緊張感の圧迫により、望んでいる社会的活動への参加の機会が閉ざされている統合失調症などの精神障害を持つ人たちへのアプローチとして試行的に取り組んでいる方法である。そこで、次に行ったのが、この枠組みを用いてのA氏の社会参加の支援である。

基本的に「認知行動療法的行動支援」は、マンツーマンで実施される。A氏の場合は、外出を阻んでいる「人の視線」や「音による圧迫感」を自己監視(セルフ・モニター)し、圧迫を感じたときに、それを言葉やサインを使って表明するということが、最初の目標になってくる。圧迫をキャッチしたとき、同行している筆者に出すサインとして、彼が提案してきたのは親指を立てるサインであった。それを試すために「外出実験」を行った。サインは、嫌な視線や圧迫感を感じたとき「ただいまキャッチ」といって親指を立ててサインを出すことに決めた。それは、シャワーの音が幻聴のような圧迫感になって苦しくなったときに、大声を上げて凌いできたのに、「声をあげてもいいかい？」と母親に確認するようにしてから、大声を上げなくてもやり過ごせるようになった体験が活かされている。ポイントは「人とのつながり」と「カミング・アウト——弱さの情報公開」である。

行動目標は、市内で開催されている統合失調症等を持つ人たちのセルフヘルプ（自助）・グループ活動へ参加することに決めた。A氏にはこれが「実験」であることを伝え、行程は、筆者の運転する車の助手席にA氏が乗り四〇分ほど走る。A氏とは、対向車のドライバーと、市内の街を歩くときの通行人の視線の圧迫感や〝きもい〟などという不快なメッセージをキャッチしたときには、先に示したように親指を立てるサインを出すということを確認した。

車で走ってまもなくA氏がソワソワし出した。チラッとA氏をみると、さっとサインが出た。「今、すれ違ったトラックの運転手が僕を睨みました！」それをみて、私もすかさず「ナイスキャッチ！了解！この調子でいこう！」といって親指を立ててサインを返した。A氏はそれをみて、まるでゲームに興ずるように笑い出した。サインは途切れることなく順調に発信され、四〇分の行程を難なくクリアしたA氏は、最大の難関、「雑踏歩行実験」に挑戦した。車を駐車場に置いたあと、「さあ、行くよ！」という掛け声とともに街へ出た。駅前は、夕方の帰宅時間と重なり結構混雑している。すると

＜今まで＞	＜自己対処＞
1　列車に乗っている。人目が気になる	1　列車に乗っている。人目が気になる
↓	↓
2　つらい！	2　身体の誤作動 ?!
↓	↓
3　薬を飲もう！と思う	3　対処の仕方を考える
↓	↓
4　薬を飲んだ	4　ストレッチをした
↓	↓
5　頭がぼやっとした	5　楽になった

図１　自らの抱える困難に対しての自己対処の可能性

A氏の右手の親指がさっと上がった。「今、前を通り過ぎた女の人から、〝きもい〟という声が聞こえました！」それに対して筆者は約束どおり「ナイスキャッチ！」といってサインを返した。ミーティング会場までの一〇分は、あっという間に過ぎた。当事者のセルフヘルプ（自助）・グループのミーティングの場では、緊張気味だったA氏も、精一杯の力を振り絞って、自己紹介と自分の爆発の苦労の体験を語ることができた。

4　自助活動としての認知行動療法的アプローチ

A氏は、この成功体験から、従来の自らの抱える困難に対して自己対処の可能性を実感し、自発的に自分の抱える内外の圧迫要因を自己監視（セルフモニター）し、それらが起きるときのエピソードやそのタイミングなど、自己対処のレパートリーを増やすということに挑戦し、次々に新しい「技」を開発して、それにともない活動範囲を徐々に広げていった。たとえば、乗客の視線が気になり電車に乗ることが困難であったが、「実験」を目的に電車に乗り、自己対処のレパートリーを探ることに取り組んだ。

その結果をまとめたのが図1である。A氏は、認知行動療法的な自己対処を取り入れることによって、日常的な不安状態に陥っても自己コントロールが可能であることを自ら実証し、現在もなお、新しい技の開発に取り組んでいる。

5　まとめ

統合失調症によって日常的に幻覚・妄想などの圧迫を抱えながら暮らすことを余儀なくされている人たちへの生活支援は、ほとんど手付かずの状態にあり、多くは、薬物療法に偏った過剰な医療的管理の下に置かれているのが現状である。そのような困難を抱えた当事者は、障害者自立支援法の支援サービスにも乗り切れずに、家族中心のケアに依存している。その中で、二〇〇一年より、統合失調症を持つクライエントへの個別的な困難に着目した「認知行動療法的な生活・行動支援」の必要性を痛感し、実証的にその可能性をさぐる実践に取り組んできた。今、A氏をはじめ、数例の支援を手がける中で、徐々にではあるが手ごたえを感じはじめている。このことは、今後の長期入院者の地域移行においても、重要な手がかりとなるものと思われる。

自傷行為をくりかえすクライエントへの認知行動療法的アプローチ

はじめに

浦河赤十字病院は、地域の二次医療を担う基幹病院であり、四一七床のベッドのうち、一三〇床が精神科病床であった。二〇〇一年一〇月に、精神科病棟の再編を実施し、病床を六〇床に削減した。当時の病棟スタッフは、精神科医三名、看護師一八名、OT一名、PSW三名（内二名は一般病棟兼務）である。浦河における地域移行の特徴は、他病院が病床削減の際に行っている他の精神科民間病院への転院を一切行わず、ほとんどの人たちを地域に帰したことである。他病院での入院も入れて最長四〇年の入院を経て退院した女性もいた。このプロジェクトは、一九八四年から地域精神保健活動を繰り広げている「浦河べてるの家（以下べてる）」の当事者やスタッフとの協働と、べてるによる共同住居の確保、という地域の受け皿の整備なくしてはなし得なかった事業であった。これによって人口一万六千人あまりの町に、既存のものも含めて一六カ所の共同住居が生まれた。

二年がかりで準備したこのプロジェクトは、入院患者一人一人の持てる力の評価と、すでに退院して地域で暮らした経験を持つべてるの当事者の力を借り、交流の機会を定期的に設け、地域生活で必要になる「暮らす力」の獲得に向けたプログラムの積み重ねによって進んだものである。このプログラムは、SST（生活技能訓練）の基本モデルとともに、社会再参加プログラムをベースにした服薬自己管理、症状自己管理モジュールを活用し、地域で暮らすという現実的な目標の明確化をもたらした。べてるの当事者が、ともにプログラムに参加することによる安心によって、退院に消極的だった人たちも、次第に動機づけがなされ退院を迎えることができた。統合失調症をはじめとして、入院患者の八割に及ぶいわゆる社会的入院といわれる人たちの多くが、このようにして退院することができたのである。そして、退院後の生活を支えるための訪問看護・権利擁護事業の活用・デイケアや作業所への通所、ホームヘルプサービスの活用、当事者による自助活動などを利用しながら、何とか地域での生活を維持している。覚悟していた再入院も少なく、あらためて当事者の持つ力を育みながらの地域生活支援がいかに重要であるか、を学んだできごとであった。

しかし、そのような働きかけにもかかわらず、引き続き入院を継続せざるを得ない統合失調症を抱えた人たちがいる。俗にいう「無為自閉」と区分けされ、ほとんどの入院プログラムからも遠ざかり、支離滅裂な自分の世界に浸りきり、この度の病棟再編の計画から真っ先に外された人たちや、命令的な幻聴に苛《さいな》まれ、その指示に従ってしまい、ときには攻撃的であったり、自傷行為や破壊行為に及ぶ傾向のある人たちである。そのようなことから、結果として入院期間も数年に及んでいる。このような症状に苦しんでいる人たちも、適切な治療や支援を受けながら地域で暮らすことが可能になるような働きかけはいかにして可能なのか。ここでは、このような問いを持ちながら、日々、かかわりを深める中で、浦河ならではの、当事者スタッフを含めたチームによるSST—認知行動療法的アプローチを活用した当事者支援の様子を紹介したいと思う。

一　クライエントのプロフィールと経過

まず、クライエントのプロフィールを紹介したい。

【事例】A子　二八歳

会社員の父と専業主婦の母との間に長女として生まれる。四歳下の弟（大学生）がいる。中学二年生のころより摂食障害がはじまり、高校は地域でも有名な進学校に入学するも、二年で中退。同時にリストカットに走るようになる。その後、家を飛び出し、水商売などを転々とする。ブランド品を買いあさるようになって、経済的に困難をきたし、一時実家に戻るが、そのころから幻覚妄想状態となり精神科病院に入院。幻聴による「食べるな」という命令に苛《さいな》まれ拒食となって、一時は危険な状態に陥る。

その後、当院に転院。一時、症状が好転し、退院するも過食と乱買傾向がエスカレートするとともに男性とのトラブルも頻発し、再入院となる。入院後は、幻聴による命令に従い、拒食に走り、過食をするために他患のお菓子や食料を盗む行為がみられ、さらには「飛び降りろ」「生きていてもしょうがない」という幻聴により、二階の病室より飛び降り両足や腰を骨折する、という重症を負っている。また、リストカットや職員への暴力もみられ、そのような行為に走る自分を守れない、ということで本人の希望もあり、たびたび保護室を活用せざるを得ない状況が続いた。このようなできごとが続く中で、懸命な看護を続ける看護スタッフの間にも否定的な感情が生まれ、言動も叱責や注意をうながす言動が多くなり、そのことが、さらに当事者の自傷行為やさまざまな逸脱行為に拍車をかけるという悪循環が生じていた。

二　カンファレンスに向けての動機づけ

以上のような現状を打開するために担当医から一つの提案がなされた。それは本人を交えてスタッフと当事者の仲間を加えたカンファレンスであった。浦河赤十字病院のカンファレンスの特徴は、入院中の本人と退院した仲間にも参加してもらい、カンファレンスそのものを、専門スタッフだけの閉じた場としてではなく、多くの仲間との出会いのチャンスとしてとらえていることである。その意味でカンファレンスは、入院の目的や、当初予定したプログラムの進む具合を確認しあう場であると同時に、共感と励ましの場でもあると考えられている。特にA子さんのカンファレンスのすすめ方については、次のような視点の確認を行った。

①カンファレンスの主催者はA子さん本人とする。そのために事前にA子さんに主旨を説明し、自ら仲間の力を借りようとする動機づけをする。

②幻聴に支配されて不適切な行動に走りながら、それを止めたいと願い苦しんでいる本人の心情を皆で理解し、励ます場とする。

③同様な経験を持つ当事者仲間との経験の交流をはかる。
④当事者にかかわるスタッフの共通理解を深める。
⑤単なる話す場ではなく、本人の希望に基づきSSTを活用し、幻聴に苛まれたときの行動化を防ぎ、適切に自分を守る行動を取れるような練習の場とする。

以上に基づき早速カンファレンスを計画した。カンファレンスに向けたA子さん自身への動機づけと趣旨の説明は、SWが行った。

SW「A子さん、こんにちは。実は今回、A子さんが幻聴さんに苦しめられて大変苦労をしているということで、主治医の先生の提案で是非A子さんを励まし応援をしようという計画があるんです」

A子「ええ、本当ですか。うれしい……」

SW「本当ですよ。常々、A子さん自身が自分との付きあいや幻聴さんとの付きあいに苦しんでいることを僕たちは知っているし、何よりもA子さん自身が何とか助けたいという思いがあるのであれば、べてるや入院中の仲間も呼んで、応援カンファレンスをしたいと思っています。幻聴さんも、一人ぼっちのA子さんはいじめやすくても、仲間に囲まれたA子さんをみたらびっくりするかもしれませんよ。そこで、A子さん自身の苦労を皆に伝えて、『作戦』を練りましょうよ。まず、当日は、自分の苦労を皆に説明する必要があると思うんだ」

その結果としてわかったことは、A子さんには「親分幻聴」と「子分幻聴」がいたのである。「『ほいど』ガンバレ」の『ほいど』とは、東北地方の方言で「卑しい」とか「物乞い」というような意味である。この「ほいど幻聴」が常に彼女に付きまとっていたのである。『ほいど幻聴』に向きあう自分のコンディションが悪いと、まるで幻聴に引きずられるようにお菓子などの食べ物をむさぼる行動に走ってしまう。それに耐え切れなくなると、布団にもぐり、またじっと耐える。さらにつらくなると彼女は「キャー！」という悲鳴をあげる。さらにエスカレートすると、悶え苦しむ状態となり「幻聴親分」に『拉致』されてコントロールを失うという。二階からの転落は、そのような状況の中で起きたことがわかった。さもなくば、ナースセンターに行って看護師に椅子を投げつける行為に走ることになる。自分が怖いという。「きっと、他の人たちはA子さんの中でこんなに大変なことが起きているることがわからないかもしれないね。本当に今まで良くやってきたと思うよ」そういうとA子さんは涙ぐんだ。

三　応援カンファレンスの開催

このようにして、カンファレンスの準備が整った。当日は、カンファレンスルームの黒板を背にしてA子さんが椅子に座り、筆者は隣に座った。参加者は、病棟の看護スタッフ、担当医、ＰＳＷ、べてるのスタッフおよび当事者、本人の気心が知れている入院中の仲間、総勢二〇名であった。進行（リーダー）はＳＷ―筆者が行った。
リーダー「皆さん、今日はお忙しいところ幻聴さんに苦しむＡ子さんの応援するカンファレンスに集まっていただきありがとうございます。まず、今日の主催者のＡ子さんから挨拶をお願いします」
Ａ子「今日は、ほんとうにありがとうございます。よろしくお願いいたします」
リーダー「それでは、早速、すすめたいと思います。まず、最初に、今日のカンファレンスのためにＡ子さんが自分に起きている苦労のマップ――浦河ではこれを幻聴マップと呼んでいる――をつくりました。その説明からお願いします」
Ａ子「それでは、説明します……」
とリーダーのサポートを受け、図を見ながらとつとつと自分の苦しみの流れを説明した。終了後、彼女に質問が寄せられた。
看護師「『幻聴親分』の言うことはどうしても聞かなくてはいけないんですか」
Ａ子「『幻聴親分』との関係は、暴走族を抜けられない若者のようなもので、難しいんです。従わないとリンチにも遭うんです」
担当医「幻聴の親分にニックネームをつけるとしたら何がいいかな」

A子「『ネリー』がぴったりです。大草原の小さな家に出てくる意地悪な雑貨屋の娘です」
担当医「じゃ、今度からネリーと呼ぶことにしよう」
A子「ときどき、私自身がネリーではないかと思うことがあります。自分が嫌いです。自分なんか、この世から消えてしまえばいいと思うことがあります……」
仲間Ⅰ「A子さんは、ネリーなんかじゃないよ。ちゃんとしたA子さんだし、犠牲者だよ。自分に自信が無かったり、劣等感を持って生きていると、幻聴さんにコントロールされやすいし、時間がかかるけど、仲間をつくって一緒に闘ったらいいと思うよ」
仲間Ⅱ「闘うと幻聴さんは、よくないんだよね。人間と同じで、闘うと喧嘩がエスカレートすることがある。どちらかというと、相手にしないとか、優しくつきあう感じがいいと思うよ……」

参加者との意見交換は、和気藹々《あいあい》とすすんだ。

リーダー「皆さんから、多くのアドバイスをいただきました。A子さん、いかがですか。感想は……」
A子「こんなに多くの人たちが来てくれてうれしいです。（涙）ありがとうございます」（拍手）
リーダー「それでは、今日、皆さんからいただいた提案を参考にして、実際に『ネリー』の子分が襲ってきたときにA子さん自身が自分を助けることができるように、応援をしたいと思います。ここからはSSTです。では、A子さん、『ネリー』の子分を誰かに頼んでみましょうか。それから、『子分』に襲われたとき誰に助けを求めますか?」
A子「看護師さんにお願いしたいと思います。Bさん、お願いします」
リーダー「それでは、Bさんお願いできますか。では、子分の役を誰かに頼みましょうか」
A子「子分は、K君にお願いします」

練習の場面は、詰め所である。頭のすぐ側でA子さんにつきまとうように子分役のK君が「ほいどガンバレ、ほいどガンバレ、ほいどガンバレ……」と子分を熱演した。A子はすぐに詰め所に向かい看護師に向かって真顔で「看護師さん、助けてください。『ほいど』幻聴が煩わしくてつらいんです」と訴えた。訴えた場面で『ほいど』幻聴の子分の役割をしていたK君の声が止まると「幻聴さんは決して止まらないいんです。看護師さんに相談しているときも、常に叫んでいるんです。だから、休まないでください」と頼み、K君はそれに従い、再び『ほいど』幻聴を演じた。

看護師役「A子さん、よく相談に来れたね。大成功です。……」
A子「看護師さん、ありがとう!……」
リーダー「はい、とてもいい助け方ができました。よいところがたくさんありました。皆さん、いかがですか」
仲間I「ハイ、真剣に、看護師さんの目をみて話していたのが良かったと思います」

リーダー「そのとおりですね」（一同拍手）「その他、気づいた人はいませんか」
看護師「『ほいど』幻聴に惑わされないで詰め所に行けていたのがとてもいいと思います」（拍手）
リーダー「とてもすばらしいSOSだったと思います。『ほいど』幻聴という大変つらい症状が続いている中で、A子さんは、実に良くやっていると思います。今日は、私自身が大変勉強になりました。これから、A子さんはSSTでもこの練習をしていきます。そして、また、このような形で「応援カンファレンス」も開催し、いい作戦を練っていきたいと思います。それでは、皆さんからひと言ずつ、感想や励ましの言葉をいただいて終了したいと思います。それでは、先生からお願いします」
担当医「先生も今日は、大変感動しました。これからも、このようなA子さんの応援カンファレンスを続けましょう」（拍手）
A子「ありがとうございます」
看護師「私は、今日このカンファレンスに出てA子さんのつらさがわかり、いろいろと勉強になったし、今までの関わりに反省するところがあります。これからは、是非詰め所にSOSを出してください。」（拍手）
A子「こちらこそ、うれしいです」
以下、参加者それぞれが感想と励ましの言葉を述べるリーダー「感想ありがとうございます。これからも、A子さんは、皆さんの力を借りて『ネリー』やその子分である『ほいど幻聴』との付きあいの練習を続けていきます。ご協力をお願いいたします。私たちも『ネリー』に遭遇するときがあるかもしれません。そのときは、『A子さんをあまり苛めないでください』と頼んでみたいと思います。それでは、このたびのカンファレンスの『主催者』であるA子さんから挨拶をいただきます」

A子「今日は本当にありがとうございます。これからもよろしくお願いします」

以上の応援カンファレンスは、三〇分ほどで終了した。以後『ほいど幻聴』が増長しはじめたら、すぐ、SOSを発するという目標の達成のために週一回のSSTにおいて継続的に練習するとともに、練習の成果を確認しあう「応援カンファレンス」を四週間に一度開催することになり、継続している。

四　効　果

先にも述べたように、A子さんのような行為に走る患者は、スタッフや周りの入院患者との間に深刻な対立を生じさせ、当事者自身がさらなる孤立に陥り、その結果、行為がエスカレートするという悪循環に陥りやすい。特に知らず知らずにスタッフ自身が陥りやすい否定的な言動や対応は、他患の対応にも微妙な影響を及ぼす。その意味で、このようなチーム全体を巻き込んだカンファレンスは、エピソードの直接的な改善以上に、チーム全体のケアの目標を一致させ、ポジティブなアプローチを維持する上で効果的であった。また、A子さん自身が主催者となり、仲間やスタッフの力を借りてこのような課題に主体的に取り組むという『エンパワメント』の視点と、認知行動療法的な手法をカンファレンスに取り込むことで生きる力の般化が期待される。

おわりに

医療も福祉も共に基礎構造改革という患者や利用者を主体とした根本的な理念の変更が求められている最中にあって、精神医療も入院中心から地域生活支援を中心としたケア体制への移行が急務となっている。そして「医療モデル」から「生活モデル」への変更というスローガンが声高に叫ばれている。しかも、医療現場の抱えるさまざまな課題を解決する方策はすべて地域にこそある、というかのようにどこにいっても「精神科病院」の評判は芳しくない。

しかし、現実はそう単純ではない。先に紹介したような困難を抱えるクライエントが、地域生活への再参加を実現するためには、今こそ医療と地域が一体化したプログラムの創出が重要となってくる。その意味で、このたびの地域生活支援のスタッフやメンバーを交えたアプローチは、意味があるように思う。きっとA子さんにも退院に挑戦するがやってくるだろう。そのときに、このときに培った絆が生きてくるのである。

文献

L・M・グティエーレス、E・O・コックス、R・J・パーソンズ（小松源助訳）『ソーシャルワーク実践におけるエンパワメント』相川書房、二〇〇〇年
F・J・ターナー（米本秀仁訳）『ソーシャルワーク・トリートメント―相互連結論的アプローチ（上）』中央法規出版、一九九九年
野口裕二『物語としてのケア』医学書院、二〇〇二年
R・メイ、E・エンジェル、H・F・エレンバーガー編（伊東博・浅野満・古谷健治訳）『実存』岩崎学術出版社、一九七七年

第八章

地域におけるＰＳＷの役割

精神障害体験者の社会貢献に主眼を置いたＰＳＷ実践の経験から

はじめに

精神科医療は、今大きな地殻変動の渦中にある。この変化は、精神科医療に留まらず、医療改革や社会福祉基礎構造改革とも密接にリンクしながら、わが国における社会保障全体の構造変革の重要な一部分としての意味あいを持つだけではなく、「こころの時代」といわれるように、成長神話の崩壊後による日本人のアイデンティティのゆらぎという時代背景とも複雑に絡みあいながら、私たちに一つの問いを発しているように思う。その問いとは、病院精神医療へのさまざまな批判や反省から生じた精神医療改革という状況の中で、ＰＳＷは何を為し、何を為そうとしているのか——特に精神科病院に所属するＰＳＷ――という問いであり、さらには、日常的な課題である「精神障害者の社会復帰」というテーマを越えて、「こころの危機」が叫ばれる時代にあって地域社会に向けていかなる役割を果たすことができるか、という問いである。事実、地域リハビリテーションの隆盛は、一方では、地域生活支援の課題として、精神科病院との連携の難しさを浮き彫りにし、あらためて精神科病院とＰＳＷの役割に対して課題を突きつけている。一九九七年の第三三回ＰＳＷ全国大会のテーマが「岐路に立つＰＳＷ」であったのは、そのような時代の雰囲気を如実に表わしている。

以上の課題を考えるとき、筆者がＰＳＷとして実践してきた北海道浦河町というフィールドと、その地ではじまった地域の精神障害体験者の地域活動拠点「浦河べてるの家（以下べてる）」の歩みは、多くの点で重要な示唆を与えてくれているように思われる。本章では、ＰＳＷとしての浦河での実践を振り返りながら、今後のＰＳＷ実践のあり方について私見を述べてみたい。

一　浦河町における当事者の置かれた状況

筆者は、一九七八年四月より日高管内（東京都のおよそ二・二倍の広さに人口八万人）最初のＰＳＷとして、浦河赤十字病院（四一七床、その内精神科病床が一三〇床）医療社会事業部において、精神障害体験者の生活支援にかかわってきた。先に紹介した「べてる」とは、当院の精神科を利用する当事者有志とともに一九七八年七月にはじめたソーシャルクラブ「どんぐりの会」のメンバーが中心となって開設した活動拠点である。浦河町で暮らしはじめたときのエピソードや心境については、すでに述べた通りだが、いま思い返してみても、精神科病棟の入院患者との出会いは忘れられない。浦河に赴く前、学生ボランティアとして、全国の難病患者運動のリーダー的存在であった北海道難病団体連絡協議会の活動にかかわる機会が与えられ、オルタナティブな援助も含めた当事者運動の果たす役割の大きさを学んだものとして、はじめて精神科病棟（当時九〇床）の入院患者の置かれた状況に出会ったときには、いささかショックであった。

当院の精神科は、比較的開放的で、当時の精神科医師の方針もあり地域対応に熱心であり、あまり薬に頼らず良心的なケアを志していた。それでも、札幌で知った当事者団体が、住みよい街作りや社会保障の充実に向けて主体的に活動している様とは明らかに違う現実がそこにはあった。当院でも、北海道という寒さの厳しい中で、ホームレスのアルコール依存症者がいて、病院のロビーには、昼間から酒を飲んで寝ている人たちが少なからず居た。また、病院周辺の古ぼけた長屋には、精神科を退院した人たちが生活保護を受けながら多数居住し、そこでの殺傷事件を含めた頻繁なパトカーや救急車の出動による地域とのトラブルも頻発し、住民の精神障害体験者への眼差しには、きわめて厳しいものがあった。そして、それらのトラブルの解決を病院がすべて抱え込み、結果として長期入院に至る例が少なくなかった。

精神障害体験者が地域に受け入れられる条件として、「地域でのトラブルがないこと」や「精神障害者の雇用面での資源が豊富であること」が、先進的な実践をしている地域の特徴としてあげられているが、浦河地域は、①地域の過疎化、②雇用状況の悪さ、③専門スタッフの不足（東西一五〇キロの管内にPSWが一人）、④地域の住民感情の悪さ、⑤当事者の経済的基盤の弱さ（ほとんどが生活保護受給）、⑥法的、制度的資源の不足、などにより当事者や家族を取り巻く状況は、大変厳しいものがあった。

二 「関係の危機」への関与という視点

以来、この地域でPSWとしての実践を通じて見出した最大の関心事は、「関係の障害」という視点であった。それは、精神障害を抱えるというできごとが、人と人との相互の関係に根ざした危機であるとともに、「いかに生きるか」という深い葛藤に培われた実存的な危機であり、そこに派生した生活の困難であるという二つの気づきに基づいている。このことは、筆者が浦河赤十字病院に就職した翌年に、町内の住人のいない教会の建物（現在の「浦河べてるの家」）を借り受け、生活をはじめ（一九七九年四月）、ソーシャルクラブの会合に用いるようになった他、一九八〇年には、空き部屋に退院したメンバーが一人二人と住みはじめ、足掛け三年間、ともに暮らした経験から学んだことでもある。病院のPSWでありながら、帰宅後は、退院したメンバーと同じ屋根の下で暮らすというこの生活スタイルは、「公私混同」という批判もあったが、地域で暮らす当事者の生活の視点からとらえ、実践するというスタンスの大切さと、同居しているメンバーが、症状の再燃による被害妄想から地域住民とさまざまなトラブルを引き起こす渦中に巻き込まれて非常に苦労した経験など、危機に直面した家族の心情や、その中で生じるネガティブな感情も含めた「関係の危機」の体験として、大変貴重なものであった。

もう一つの側面は、総合病院の医療相談室のワーカーとして、精神科以外の地域住民からの相談を通じて、地域の過疎化が進む中で、多くの人たちが街の将来に希望を持てないでいる現実を知ったことである。これらのことを通じて、いわゆる精神障害を持つ人たちの社会復帰の課題の本質は、当事者の社会復帰のみでは、完結しないところにあり、それを阻んでいるのは、実は、リハビリテーションシステムや社会資源の不足以上に、地域や場全体のコミュニケーションシステムの不全状態であることを痛感したのであった。

三　地域の「代弁者としての役割」という視点とそれを活かす実践

以上のように、ＰＳＷとして、精神障害者を精神障害を抱えることによって固有の生活課題を抱えた地域住民の一人としてとらえる、という見方に立ったとき、過疎化がすすむ浦河という地域の誰もが、さまざまな生活課題を抱えているという現実から見出されるのは、精神障害者のみの自立をうながそうとするリハビリテーション・システムの限界であった。その意味で、商店街がシャッター通りになり、漁業や競走馬の生産も振るわず、建築業者の廃業の報を聞く中でみえてくる精神障害者の自立や社会復帰の課題の本質は、地域住民相互のバルネラビリティ（脆弱性《ぜいじゃく》）が共鳴する関係を創出し、人々も住民の一人として地域の課題をともに担う地域文化の創出というテーマとして語られなくてはならない。

このように、地域の人々も統合失調症等を持つ人たちも、ともに「バルネラブル――弱いこと」であることの共感を通じてみえてくるのは、地域社会の抱える課題を当事者がより明確に代弁しているという側面である。精神障害を持つ人を、社会を支配する価値との摩擦や人間関係も含めたさまざまな生活の局面との適応の課題とともに、存在自体の深層にまで及ぶ葛藤を顕在化する形で抱えざるを得なくなった人々として理解したとき、導き出されるのは、街づくりとは「代弁者」としての当事者の経験に学ぶことの大切さである。当事者の経験が活かされない地域社会は、一層弱体化していくことになる。浦河でのＰＳＷとしての実践においては、そこに着目し、精神障害を持つ一人の市民として、自らの体験を地域社会に還元し、個人的、経済的な影響力を発揮していこうとするエンパワメントの過程としてとらえられる。セルフヘルプ（自助）・グループの活性化と起業支援はそこに根ざした支援だといえる。

精神障害を持つ人の支援にかかわる中で経験的に知らされるのは、精神障害の発症には、その人個人の過剰な生き方（頑張りすぎる、真面目すぎる等）を緩和し、生き方の転換をうながす側面があるということである。このような実感は、筆者だけではないだろう。また、「人間関係の危機」の現われとしての発病や再発という側面もあり、発病を通じて家族間の絆が強まることも珍しくない。「早く病気になりたかった。人と競争し、いつも一番を目指そうとするこのレースから降りたかった。だから、幻聴や妄想で混乱しながら病院に入ったときは、これでやっと休める、助かったと思った」という、最近入院した青年の言葉には、社会に対する鋭いメッセージが込められている。

従来の精神科病院における社会復帰プログラムは、地域の実状とは無関係に、主に当事者や家族に焦点を当て、症状の改善や服薬管理指導等の生活指導、職場開拓をはかっていた。それに対し、これまでに紹介したように、浦河での精神障害体験者の「代弁者としての役割」を活かす実践の特徴は、精神障害を体験した当事者の活動を活性化し、親睦と交流以上に自らの抱える生活課題を、社会全体の課題の体現として啓発していくとともに、この地域の抱える課題に、主体的にかかわり、自らの経験を活かして地域社会に貢献していくという側面をうながす支援に主眼を置いてきたことである。それは、精神障害を体験した当事者自身が一人の市民として、地域の課題を主体的に受け止め、「われわれに何ができるのか」という「責任と役割」を見出すことに主眼を置いた支援である。それは、当事者もＰＳＷも地域づくりを担う責任的主体としてとらえ、自己と場（地域や社会）が負った固有の状況的、普遍的課題への直面化をともに担いあうプロセスということもできる。そこでいう「担うこと」とは、必ずしも病気としての症状やさまざまな生活のしづらさの改善を前提としない。

このような「地域（他者）への貢献」という実践の切り口は、「当たり前の苦労を取り戻すこと」という理念を生みだし、社会復帰のための作業を「商売」という言葉に代え、日高昆布の産直事業や会社経営——一九九四年有限会社福祉ショップべてる設立——にもつながっていくこととなる。それは、人間関係に苦労し、それがいつも再発の引き金になっていた経験を活かし、人間関係のあり方を大事にした自分たちなりの地域貢献、いわゆる「商売」への挑戦であった。入院中は、何の必然性も感じられず、看護師から指導されてもできなかった「身だしなみ」は、「お客様」への対応上不可欠な礼儀となり、仲間のアドバイスをもらいながら改善されるようになった。何よりも、「地域（他者）への貢献」という理念は、社会復帰のための訓練という呪縛から当事者を解放し、誇りを持って活動にかかわるように変わっていった。

この「地域への貢献」という視点は、日高昆布の産直をはじめるにあたって、もう一つの効果を生んだ。べてるは、浦河町の繁華街に近い住宅街の中にあり、先に紹介した地域とのトラブルの多さからも、いわゆる精神障害者の社会復帰を目的とした作業所は、住民感情からも受け入れはほとんど不可能に近いものがあった。それを、乗り越えることができたのは、地域の課題をともに担うという姿勢であり、直接漁業共同組合や町の地域振興の担当課に出向き、「日高昆布の販路拡大を目指し、産地直送事業をしたい」という自分たちの夢を、自分たちの言葉で語り、協力を取りつけた当事者たちの熱意であった。

四　地域社会と病院治療への影響

「人間関係という、あらゆる組織の生命線ともいえる部分に最も深刻な脆さを抱えた人たち」によって成り立つ組織としてのべてるは、その後、「利益のないところを大切に」や「安心してサボれる会社作り」等というユニークな理念を生み出しながら、地域社会への貢献を旗印に、地場の「企業」として地域の商店街に浸透していった。企業人とのつながりは、従来、福祉や医療の世界の問題として担われてきた「精神障害者の社会復帰」の課題を、人々の身近な暮らしのテーマとして見出し、学んでいこうという市民の存在を顕在化させ、そこに精神障害を持つ人たちの体験の新たな可能性を開花させたのである。

精神障害を「関係の障害」であるとするならば、回復とは「出会った者同士が互いに回復するという意味で和解という言葉に置き換えられる」ように思う。そこで、軋轢《あつれき》の多かった地域の人たちとの関係の回復は、いかなる取り組みの中からはじまったのかをここに紹介したい。

べてるにおける地域とのかかわりの接点は、日高昆布の産直事業の開始であり、重要なことは、メンバーが地域でともに事業を営む同業者として受け入れられたことである。そしてその後、メンバーと町民有志で「べてるの家の本」を自費出版（一九九二年）する計画へと発展していくこととなる。この本の出版計画は、地域の人たちとべてるのメンバーとの新たな出会いの場となり、出版に向けて町民有志からの「精神障害を抱えた人たちのことをもっと知りたい」という声は、「第一回こころの集い——偏見差別大歓迎集会・決して糾弾致しません」（一九九一年五月）の開催へとつながっていった。この集いの中で、参加した町民も率直に「恐いと思うこともある」と気持ちを打ち明け、参加したメンバーは初めて自己紹介で病名を名乗り、和気藹々《あいあい》の集いとなった。

このように、病気を通じてさまざまな危機を体験した当事者が、積極的に地域に向かって自らの体験を伝えていく姿勢——弱さの情報公開——は、地域の人たちに共感を呼び覚まし、当事者の経験が地域住民の暮らしの中に還元されていくという流れを生み出したのである。当事者たちは、現在でも各種講演会やさまざまな文化活動を担い、小学校の総合学習の受け入れや、ユニークでインパクトのある幻覚妄想体験をしたメンバーの中からグランプリを選んで表彰する一年に一度の「幻覚&妄想大会」など、地域社会に対して新しい風を送り続けている。

精神障害を持った当事者が、自らの病気に伴うさまざまな生活課題を解決し、担う主体としてだけではなく、地域社会の形成にとって掛け替えのない経験を有した人たちであるという立場からの実践は、当初は、病院の伝統的な入院プログラムとの乖離を生じたが、べてるを中心として、さまざまな地域活動に参加する当事者の姿は、しだいに職員の意識を変えていった。具体的にいえば、医師が入院を決定し、入院治療の内容について指示を出し、看護師がその指示どおりのケアを実施するという伝統的なスタイルから、当事者や家族の参加型の治療プログラムに変わっていったのである。

入院の最初に行われる本人・家族を含めた入院時カンファレンスでは、今回の入院治療を通じて、本人が何を実現したいか、何を望むかという入院治療の目標の確認がなされ、一定期間が経過した時点では中間評価が行われ、退院時にも評価を行い、それを終えて退院する「当事者が入院治療をどう活用するか」という視点が取りいれられるようになった。そして、入院中の仲間のカンファレンスに退院したメンバーも一緒に参加しアドバイスする姿も日常的にみられるようになってきた。最も大きな影響は、幻覚や妄想に対するとらえ方が大きく変化したことである。これは、べてるが主催している「幻覚&妄想大会」の影響が大きい。幻覚や妄想を自らの生活体験と関連づけながら、肯定的にとらえ、仲間と共有することを通じて、妄想も肯定的な内容に大きく変化し、生活全体が活動的になるという実践経験を得るまでになった。ここで大切なのは、幻覚や妄想を「当事者の生活体験や実存的な状況と関連づけながら理解する」という点にあり、生活史とともに、当事者の地域での人間関係を含めた生活全体の評価のあり方が重要になってくる。その意味で、PSWによる生活支援の場からの情報提供や理解は、治療プログラム全体を左右するものとなってくる。

おわりに

長年にわたる浦河町という過疎地域でのPSWとしての実践を概観し、整理を試みたが、痛感するのは、精神障害者の地域生活支援を今後充実していくためには、入院治療（入院プログラムの改善）とのより一体的な協力体制と連携の構築が欠かせないということである。病院内に留まり、医療相談室で入・通院患者の困り事相談をイメージしていた病院側にとって、病院と地域を縦横に走り回るPSWの姿は、想定外であり、さまざまなプレッシャーがあった中で、地域にこだわり、病院と地域というフィールドを同じ視点でとらえ、実践を試みてきたことがようやく意味を持ちはじめたといえる。

すでに触れたように、当地での実践の特徴は、地域住民の抱える生活課題と精神障害を持った人たちの生活課題を、ともにこの地域で生きようとする人々相互の「関係の回復」という視点でとらえ、すべての人にとっての対話的関係の回復としての和解のシステムの構築を重要な実践課題としてきたことにある。それによって、精神障害の経験を持った当事者から地域住民（今後、精神障害を抱えるリスクを持った人）は、こころの危機の成り立ちと回復の意味を学び取り、自らの危機への予防的な対応ができるばかりでなく、新たな視点から家族のあり方や職場のあり方など普遍的な「関係論」を育んでいく契機となる可能性を呼びかけてきた。病棟でのケアも、SSTの導入もあり、コミュニケーションベースの実践に変わり、成長的な援助関係を築くことの重要性が叫ばれるようになってきている。

この「関係論」という視点の確かさは、多くの精神障害を持つ当事者によって成り立つべてるの事業が毎年売り上げを伸ばし、黒字を確保しているように、決してビジネスとも矛盾しないという点に一番の特徴がある。さらには、浦河での実践から経験的にいえることは、べてるのメンバーがかかわった事業は、集客力があり、終わった後も「楽しかった」という肯定的な感想が多いということである。一人ひとりの持つさまざまな「不十分さ」――それは、往々にして障害に起因した疲れやすさであったり、理解力や集中力の無さであったりすることが多い――の持つ副次的な効果として、準備にも助けあいが生まれ、人に対して寛容さが生じることにも起因する。地域のこのような「相互作用ネットワーク」に着目し、積極的に活用するセンスと治療の場に、このような作用の効果を還元する役割もPSWには欠かせないものである。

このように病院PSWは、精神障害を持つ人が抱える生活課題と周辺や地域の抱える課題を一体的にとらえその場全体のダイナミズム――クライエントの生活の場面で生起している多面的な交互作用――を読み取る中で、具体的で効果的な援助を展開していくという役割を担っており、この面での実践は、今後も、ますます重要性を増すものと思われる。

文献

伊藤哲寛「精神分裂病と地域リハビリテーション」『臨床精神医学講座第三巻』中山書店、一九九七年
大島巌『新しいコミュニティづくりと精神障害者施設――「施設摩擦」への挑戦』星和書店、一九九五年
C・ジャーメイン他著（小島蓉子編訳著）『エコロジカルソーシャルワーク――カレル・ジャーメイン名論文集』学苑杜蜂谷英彦・村田信男『精神障害者の地域リハビリテーション』医学書院、一九八九年
東正彦・安部琢哉『地球共生系とは何か』平凡社、一九九二年
V・E・フランクル（山田邦男訳）『フランクル回想録――20世紀を生きて』春秋杜、一九九八年
前田ケイ「SSTのグループ実践におけるアドボカーとエンパワメント」『社会福祉研究』七二号、一九九八年
向谷地生良「「べてるの家」から学ぶもの――精神障害者の生活拠点づくりの中で」『こころの科学』六七号、一九九六年
向谷地生良『べてるの家の本』べてるの家の本制作委員会、一九九二年

第九章

精神障害リハビリテーションにおける人材育成

浦河における「当事者スタッフの育成」の歩みと課題

はじめに

北海道日高における精神医療の歴史を振り返ったとき、みえてくるのが、精神科病院は〝治療の場〟である以上に、地域から〝療養の場〟としての役割を期待され、それを担ってきた現実である。そればかりではない。過疎地域の中で、安定的に病院経営をするために必要不可欠なのが、精神科病床を持つことだといわれた時期があると聞いたことがある。かつては、病床利用率が安定し、病院経営にとって精神科病棟は、欠くことのできない経営資源であった。その意味でも、長い間、「精神病患者」としての精神障害者が抱える困難は、社会の治安と治療問題という狭い領域の中で扱われ、それを精神科病院が担ってきたという歴史がある。

しかし、見逃してはならない最も重要な課題は、精神障害という病気の困難さは、単なる制度の不備や社会の無理解ということ以上に、当事者が、精神障害を抱えることによってもたらされる、さまざまな困難の現実から遠ざけられ、自らの人生の責任ある当事者として生きるという当たり前のことを、他者による過剰な保護や管理の下に喪失させられてきたことにある。「浦河べてるの家（以下べてる）」の歩みが大切にしてきたのは、この浦河という過疎地で精神障害を持って生きることの困難さの中で、そのような「現実の当事者」になることであり、それを取り戻すことにあった。その意味で、当事者とは、単なる「精神障害を抱えた当事者」としての理解ではなく、まさしく精神障害という固有の体験をした一人の市民として、自らのニーズを見出し、社会資源の欠乏や不足の改善と充足に向けた主体としての役割を果たすことを期待された個人を意味し、「当事者スタッフ」とは、自らの精神障害の体験に基づき精神保健の分野で専従職員として働く有給のスタッフの一員ということになる。

「当事者スタッフ」の育成という視点であらためて周囲を見渡すと、昨今は「私の作業所では当事者がスタッフとして働いています」ということを、強調するホームページもみられるようになってきている。北海道において、精神保健福祉分野における「当事者スタッフ」の育成の源をたどっていくと、一九七〇年に道立精神衛生センター（現精神保健福祉センター）の利用者ＯＢによって結成された回復者クラブ「すみれ会」に遡ることができる。その後、すみれ会と浦河町の回復者クラブ「どんぐりの会」のメンバーとの交流がきっかけとなり全道組織「北海道回復者クラブ連合会」が結成され、後に、すみれ会は「すみれ共同作業所」を当事者自らが運営し、浦河の当事者活動はべてるを生み出し、スタッフに当事者が就任するなど「当事者スタッフ」の育成を考える上で貴重な実践を重ねてきたといえる。しかし、それでも七〇年代から自立生活運動の実践の蓄積のある身体障害の領域に比べて、精神障害の分野における「当事者スタッフ」の進出と活躍は、まさしく、これからという観がある。そのような格差の背景には、精神障害が障害と疾病が共存し、対人関係に障害をきたしやすく、特に注意と記憶の障害が役割の遂行を妨げる難しさが指摘されている。

「すみれ作業所」と「べてるの家」の運営方法を比較すると、すみれ作業所はスタッフ全員が創立当時から現在まで当事者によって占められ、当事者が純粋に自らの手で運営することを重んじているのに対して、べてるは、現在は、看護師、ソーシャルワーカーなどのいわゆる健常者のスタッフも雇用しながら「協働型」の活動形態を取っている。特に、べてるは、地域における精神障害リハビリテーションと福祉サービスの提供者として当事者が役割を果たしている、ということに特徴があり、SSTを積極的に取り入れ、地域の病院や関係機関との密接な地域連携をすすめながら、当事者がそれらの連携のプログラムに主体的に参加し、当事者としての体験を活かしたプログラムの創出にも当事者が多大な貢献をしている。

本章では、一九七八年に北海道の過疎地浦河町ではじまった精神障害者回復者クラブ活動から、二〇〇二年二月のわが国ではじめて精神障害を持つ当事者が理事長に就任し、べてるを設立し、地域福祉の担い手となる現在までの歩みを振り返りながら「当事者スタッフの育成」における浦河の取り組みの一端を紹介したい。

一 「当事者」論と「当事者」支援

何よりも、このテーマを論じるには筆者の「当事者観」が明らかにされなければならない。その意味で、一九七八年四月に浦河赤十字病院の専従ソーシャルワーカーとして精神科医療の現場に足を踏み入れてから最初に実感した「〝囲〟学＝囲い込みの医学」「〝管〟護＝管理の看護」「〝服〟祉＝服従の福祉」という三つの構造は、現在も私の中では当事者性を考える上で重要なテーマとなっている。この造語は、現在も風化せず、わが国の精神医療のリアルな現実として十分に通用する。

そのような私がソーシャルワーカーとして、当時、最も影響を受けたのが、七〇年代にはじまった脳性麻痺者の施設中心の生活から、地域生活への移行を試みる脱施設化運動との出会いであった。特に一九七四年から四年間、札幌で学生生活を過ごした中で出会った「札幌いちご会」の小山内美智子氏らが、実際に札幌市内にアパートを借り受け、重度の脳性麻痺を抱えながら地域で暮らす居住実験を試み、そのことによって安心して暮らす条件を探り、実証しようとする熱意に触れたことと、当時、全国的に社会問題となっていた難病問題にかかわる機会を得てボランティアとして患者会の事務局を手伝い、難病を抱えた当事者の介護に携わった経験を通じて、当事者自身が変革の主体となるという

表1　浦河における当事者活動の歩み

1978年7月	回復者クラブ活動開始。
1979年4月	浦河教会旧会堂（後のべてるの家）に向谷地入居。
1980年8月	浦河教会旧会堂で向谷地，佐々木実（現法人理事長）他メンバー有志が共同生活。
1983年9月	札幌すみれ会と交流，当事者の全道組織結成に向けた準備。
1983年10月	早坂潔氏を中心に「起業」。日高昆布の袋詰内職開始。
1984年4月	当事者，地域の有志により地域活動拠点べてる設立。
1984年6月	札幌で当事者の全道一泊交流会開催。
1985年6月	道回復者クラブ連合会結成に参加。
1988年11月	「地域のために」を旗印に日高昆布の産地直送事業を開始。
1993年6月	(有)「福祉ショップべてる」設立。福祉用品，メンテナンス営繕他。
1999年10月	介護保険事業に進出（介護用品レンタル）。
2002年2月	社会福祉法人設立（理事長・常務理事・施設長に当事者就任）。
2003年4月	交流拠点「4丁目ぷらぷらざ」開設，大通商店街と交流開始。

ことの大切さを学んだ。そこで、重要なことは、そのような運動には常にその運動に賛同し共鳴する医師、保健師、福祉関係者、市民が側面的な協力者としていたことである。

学生時代に学び体験した「当事者主権」の理念に支えられながら、私はソーシャルワーカーとして、当事者の交流活動を側面的に支援してきた。その活動は、後に「べてる」の設立につながり、さまざまな事業展開を行いながら過疎地である浦河に地域貢献を活動理念とした暮らしと活動の基盤を築いてきた。

当事者自らが、「地域のために」という理念を掲げ起業を志し、〝商売の基本は、名前と顔を売ること〟をモットーに病名と名前も同時に売り込むという事業展開は、多くの人々の共感と関心を呼び現在に至っている。これらの活動は、浦河という地域のユニークで奇抜な理念やあり方と思われがちであるが、①スピークアウト（言葉によって外に出す）できる力を獲得する、②生活の中で精神症状などを自己管理する、③自立のために相互依存するという考え方は、すでに精神障害を抱える当事者の権利の擁護と自立生活に向けた世界共通の理念となっている。

精神障害を抱えた一人の当事者である市民が、体験を通じて、精神障害者を取り巻く社会的環境や精神保健福祉サービスの貧困に気づき、課題の変革に向け行動を起こすというあり方は、ヘルスプロモーションの理念とも一致する。一九八四年にWHOが制定したオタワ憲章においては「ヘルスプロモーションとは、人々が自分の健康をコントロールし、改善できるようにするプロセスである」と定義している。

しかし、ヘルスプロモーションの理念と決定的に異なるのは、精神障害者は、一人の市民である以上に「スティグマ化されている集団の構成メンバーであることに基づいて加えられた否定的な評価によって引き起こされたパワーの欠如状態」にあることである。浦河における当事者は、まさしくこの極みにあったといえる。誰がいうともなく、浦河の街で最も惨めなことは、浦河赤十字病院の精神科病棟に入院することであり、社会的な支援体制も欠落した状態で引き起こされる入退院のエピソードは、小さな街でさらに当事者に対する否定的な評価を引き起こすという悪循環の中にあった。

このような現状においてソーシャルワーカーは、当事者自身が持つ力を信頼し、その力の発揮を阻害する内外の要因を明らかにする中で、解決や解消にむけた一連の諸活動にかかわっていくというエンパワメントの視点に基づいた実践が求められる。そこで大切なのが、当事者を取り巻く家族や周囲の関係者に起こりがちな過剰で保護的・管理的な代理行為を廃し、当事者自身が誇りを持って「苦労の主人公」となり、課題に向き合っていく過程を支援する姿勢を守ることである。

浦河の例でいえば、過疎地である浦河の中で就労先を確保することは至難の業であったが、当事者が関係者の支援を受けながら日高昆布の産地直送事業を起業することで地域貢献と社会進出を果たしてきた。当時すでに、精神保健福祉領域のソーシャルワーカーなどが結束し、作業所や住居などの社会資源を地域に創出しようとする試みがはじまっていたが、大切なのは、ソーシャルワーカーが当事者と共同して地域の受け皿づくりに向けた取り組みを起こしたことである。そうすることにより、精神障害を抱える当事者自身が現実の課題に向きあい、悩み、現実を共有することができる。

この視点は、ソーシャルワークの実践プロセスの基本的な態度である。地域の現状を知り、当事者自身がそのような地域の課題の担い手として踏み出す一歩一歩を励まし、支援する姿勢が、当事者の失った自信を回復させ、生きる力を取り戻すことを助けるのである。「社会進出」に乗り出した浦河の当事者有志は、さまざまな場面で困難に直面した。SST（生活技能訓練）の技法も知らない時期であった。しかし、当事者自身がそのような場面でも自ら挑戦することをすでに試みていた。いわゆる失敗もある。人間関係の難しさも味わうことになる。しかし、それらは、過剰に保護され、管理されていたときには味わうことのなかった〝いい苦労〟として肯定された。

このようなエンパワメントの理念が、SSTの中にプログラムとして忠実に反映されていることを発見した私たちは、さまざまな生活や仕事の場面にSSTを積極的に導入し現在に至っている。その中でも重要なことは、SSTは専門家が独占する〝治療〟の手段ではなく、当事者にとっての暮らしの道具であり、知恵であるということである。反面、当事者が社会参加を果たし、地域の中で暮らすということは、さまざまな生活上のリスクに直面することでもある。援助者は、それを単純に回避することを目的としたり、課題に直面する中で起きてくる体調や気分への影響を薬物の調整のみで解消しようとしたりするのではなく、当事者自身の対処能力の獲得に向けた粘り強い支援が必要となってくる。

二　当事者の生きる力を育む関係づくり

精神障害者が抱えるいわゆる「生きづらさ」は心理的側面から社会的側面に至るまで多様であるが、一般的な病気は他人の同情を誘うのに対して、精神障害はその性質上、当事者と周囲との「関係」に危機や亀裂が生じ、結果として当事者の孤立が増し周囲に陰性感情が強まる、という悪循環が起きやすい。その意味で、最も困難を抱えた場面で最初に出会う医師、看護師、ソーシャルワーカーなどのスタッフとの出会いの質が、その後の当事者の回復の大切な土台になっていく。統合失調症を抱える当事者であり、人から監視されているという被害妄想の苦しみの中で七年間の引きこもりを体験したべてるの当事者スタッフである清水里香さんは、その出会いの重要性について次のように語っている。

「病院に来ていちばん驚いたのは、精神科外来を受診したとき、いきなり先生にほめられたことです。病気のことで自分が肯定されたのもはじめての経験でした。〝私はエスパーだ〟といっても、ちゃんと理解してくれているんだとわかったとき、ほっとしました……七年間、悩み苦しんでいた病気の経験を認められたような感じがしたからです……」

このように、被害妄想と自分いじめの二重の呪縛を乗り越えさせてくれる力を育む根源は、やはり、出会いを通じた人間としての前向きな体験の蓄積に他ならない。

「七年間苦しんで、誰も私の話を聞いてくれる人などいませんでした。私は、とにかくつらくて安定剤が欲しくて精神科に通っていました。もし私が〝今日は調子がいいです〟といったら、薬が減らされるのではないかと心配で、本当のことがいえませんでした。浦河に来て自分が受け入れられたと思ったとき、いまの自分の本当の調子を人に話しても何も変わらない、という安心感を得ることができました。ここに来て自分の体験をほめられ、人とかかわるようになってようやく、自分が〝自分いじめ〟をしていたことに気が付き、自分の病気がわかるようになりました……」

このようにして清水さんは、いわゆる〝病識〟がなく自分はエスパーだという思い込みから解放されていく。〝病識を持つ〟ということは、実は自分が他から尊重されているという実感と密接な関係を持っている。当事者は常に〝病識〟を持つことを許されない環境で〝病識〟を要求されるという矛盾した状態の中に身を置いている。しかし、被害妄想に翻弄され現実の人間関係から撤退し、引きこもりを余儀なくされた当事者が、人間として尊重され役割を期待されている実感をともなった人間関係を取り戻したときに、被害妄想が持続しながらも、それを越えた生活の質を維持し回復することが可能となったのである。この出会いは、その後の清水さんにとって重要な回復へのステップとなっていく。これを契機に、彼女は自らの体験を語る機会を与えられ、自信を深め、本人も予想しなかった当事者スタッフ就任を果たすことになる。

この清水さんの例をみても、当事者が最も困難や苦しさに直面している中で出会う精神科医や看護師、ソーシャルワーカーなどの専門スタッフが、当事者に与える影響ははかり知れないものがある。これは、当事者の回復過程を支える「人間関係」の最も基本を成すものであり、どのようなことがあっても常に自分を励まし、尊重される一貫した人とのつながりを保つ専門家の肯定な態度や眼差しが、当事者の自尊心を高め、取り巻く人間関係を安定化する効果をもたらすのである。そして、あらゆる当事者スタッフの育成やセルフケアのための心理教育プログラムは、そのような基盤の上にあってはじめて、それを目的とした効果をもたらすことはいうまでもない。

三　スタッフのストレス・マネージメントとコミュニケーションスキルの重要性

「当事者スタッフの育成」の課題は、何よりも常に「専門スタッフの育成」と表裏一体を成すものである。従って、これらの研修システムのあり方が精神障害リハビリテーションの全体のあり方に多大な影響を与えるといっても過言ではない。それは、SSTを例にとってみても、精神障害リハビリテーションの中心となるべき理念を含んだ重要なプログラムであるにもかかわらず、なかなか普及を見ないことと、現場で実施されているSSTの多くが、いまだに技法としての根本的な原則と技法を逸脱した形で実施されている現状などからみてもそれは明らかである。

一九九四年にSSTが入院生活技能訓練療法として診療報酬に位置づけられた際、浦河赤十字病院では、SSTのプログラムとしての定着とレベルを維持するために、スタッフも臨床場面において認知行動療法的な裏づけを持ったケアとチーム作りを心がける重要性を認識し、SSTのスタッフ版とでもいうべきPST（プロフェッショナル・スキルズ・トレーニング）を編み出して、現在まで実施し続けている。

これは、家族のストレス・マネージメントの重要性の根拠として、当事者がストレスに対処するのを助けるために家族が行う支援が、身体や心の病気の回復にとって重要な手段である可能性が指摘されているのと同様で、十分とはいえない労働環境とストレスに直面することの多い職場環境の中で働く専門スタッフのストレス・マネージメントと総合的なアプローチの質が、当事者の回復と自立をうながす重要な要素であり、条件であると考えたからである。

スタッフのストレス・マネージメントというと大げさに考えがちであるが、日頃から親しんでいるSSTを応用したこのプログラムは、職員間のコミュニケーションの円滑化をうながす簡便な手法と

＜職員研修プログラム＝ＰＳＴのすすめ方＞

1）対象：

医師・看護師・SW・OT・べてるの家スタッフ（当事者スタッフ含む）

2）日時：

毎月最終月曜日，午後6時30分より

精神科デイケアルームを会場とする

3）プログラムの内容：

司会者がすすめる

①自己紹介

②ウオーミングアップ

③宿題報告

④5人ほどのグループに分かれる：
グループごとのリーダー，コ・リーダーを選出

⑤課題提出：
職員間や患者・家族との対応で練習したい場面とテーマをあげる

⑥場面を作って練習：
必要ならば参加者にモデルとなる場面を演じてもらう。当事者スタッフの協力も有効

⑦よかったところとさらによくする点をあげる

⑧さらによくする点を取り入れて再練習

⑨よかったところをあげる

⑩宿題

終了後，全体で1つのグループに戻り，グループの報告を行った後，参加者一人ひとりが感想を語る。宿題を持って帰る参加者を拍手とともに紹介し終了する。

して取り入れやすいものである。PSTは、スタッフ間のコミュニケーションスキルの向上をはかり、特に幻聴や妄想を常時抱えて、適切な対人関係を維持することにハンディを持つ当事者スタッフと周囲の関係を良好に保つためにも不可欠なプログラムとなっている。

このようにして獲得されたスタッフ間のコミュニケーションスキルは、さまざまな生きづらさを抱える当事者など地域サービスの利用者が身近に学び参考にすべきコミュニケーション・モデルとして活用され、般化されることを念頭に置いている。

四　当事者スタッフを育む支援のあり方

浦河では当事者を主体としたさまざまな地域活動を展開する中で、ユニークで創造的な支援プログラムを生み出してきた。幻聴や被害妄想に翻弄され、暴力や暴言に走りがちな当事者のセルフヘルプ（自助）・グループ「爆発救援隊」やA・A（匿名断酒会）を参考にしたS・A（Schizophrenics Anonymous）プログラム、当事者として抱えるさまざまな生きづらさの意味や自己対処の方法を研究する「当事者研究チーム」などである。これらの活動の中から、当事者スタッフが育っていく素地が生まれたといえる。これらのプログラムを育て支援する上で、スタッフとして必要なかかわりの視点を以下の通りまとめてみた。

①当事者が、病状や体調の変化によって引き起こす周囲とのトラブルや起こりがちな否定的な評価

に左右されずに、常に尊重し、励ます立場を取る。

②暴力など社会的に受け入れがたい行為に対しては、ありがちな叱責や非難の立場を取ることなく「肯定的な批判」の姿勢を明確にする。「肯定的な批判」とは、「このような暴力行為は、誰よりも大切なあなた自身を最も傷つけ、自身も望まない行いとして、まず〝自分に謝ったほうがいい〟」というように、当事者自身の希望や可能性に着目して支持する立場を明確にし、起きてくる現実の課題を批判的に共有しようとする姿勢を明確にする。

③起きている問題と当事者が一体と見なされ、「やる気がない」「周囲を裏切った」などという評価の中で、自罰傾向を強め、さらに暴力的な問題が繰り返されるという悪循環を断ち切るためにも、「問題」と人を切り離したかかわりをする。

④ソーシャルワーカーや専門スタッフは、「問題の解決者」ではなく、「関係の仲介者」としての役割を果たす。生活上の困った体験や深刻な問題が、新たな人との出会いやつながりを創出する機会となるように心がける。

⑤当事者に対する適切な情報の提供と社会サービスの活用をうながすための支援をする。社会サービスの活用は、当事者の抱える問題解決のためにあるのではなく、生活の質の向上と社会参加の促進というニーズの充足にあることを重視する。

⑥コミュニケーションや生活課題の解決には、認知行動療法的なアプローチとしてのＳＳＴが有効であり、具体的な目標と、それを達成する道筋が明確で成果も確認しやすい。

おわりに

当事者スタッフの育成は、常に新しい課題である。浦河では、当事者が支援スタッフとして役割を果たし、健常者のスタッフとともに働くという場面が当たり前の光景として定着しているが、統合失調症を抱えた施設長の一人は緊張すると「失敗するのではないか」という否定的な認知に苛《さいな》まれて職場にいられなくなる〝逃亡失踪症〟を抱えている。もう一人の当事者スタッフは日常的に幻聴と〝サトラレ〟を抱えている。

そこでは、実にさまざまな他では経験することのないできごとが日常的に起きてくる。それを支える現場の職員には、そのような当事者スタッフの抱える現状を肯定しつつ支える志と、それを反映した新たな理念とシステムづくりが必要になってくる。それは「専門家の知」と「当事者の知」の出会いの中から生まれる新しい協働のあり方についての模索であって試みであり、制約の多い現状の中でそれをいかに実現し定着させるかが今問われているテーマであるといえる。

文献

浦河べてるの家『べてるの家の「非」援助論』医学書院、二〇〇二年
小田謙三・杉本敏夫・久田則夫編著『エンパワメント実践の理論と技法――これからの福祉サービスの具体的指針』中央法規出版、一九九九年
P・W・コリガン、S・G・マクラケン（熊谷直樹訳）『IST協働型スタッフ研修法――活力ある「精神障害者支援チーム」をめざして』創造出版、二〇〇二年
全国自立生活センター協議会編『自立生活運動と障害文化―当事者からの福祉論』全国自立生活センター協議会、二〇〇一年
中西正司・上野千鶴子『当事者主権』岩波新書、二〇〇三年
I・R・H・ファルーン、G・ファデン、V・グラハムホール（白石弘巳・関口隆一訳）『家族のストレス・マネージメント』金剛出版、二〇〇〇年

第十章

安心して絶望できる人生

向谷地生良×清水里香

向谷地生良　ただいまご紹介いただきました向谷地です。札幌の郊外にある北海道医療大学の臨床福祉学科の教員をしています。一方で、浦河町という襟裳岬の近くにある小さな町の病院のソーシャルワーカーと、べてるの家の理事としての役割をもっていまして、浦河と札幌間（約二百キロ）を行ったり来たりの往復の生活をしています。今回のテーマとして頂いた「安心して絶望できる人生」というのは、昨年の一一月にNHK出版から出させて頂いた本のタイトルで、さりげなく本のPRをさせて頂き感謝します。それでは今日お話ししてくださる清水里香さんから簡単に自己紹介して頂きます。

清水里香　みなさんこんにちは、清水里香といいます。

八年前に浦河に来ました。自称、統合失調症のサトラレ系です。

人に心を読まれてしまうのがつらくてずっと地元にいるとき引きこもっていたんですけれど、浦河に来ても順調に引きこもりながら講演にでたりテレビに出たりして四年前から当事者スタッフとしてべてるで働いています。今日はよろしくお願いします。

向谷地　私たちのスタイルはこんなふうに、講演なのか井戸端会議なのかわからない、行き当たりばったりな感じですがどうぞよろしくお願いします。清水さんも講演とかいろいろな場面に登場することが多いですよね。

清水　はい。そうですね。

向谷地　清水さんはなんといっても忘れられないのが、浦河に現われた八年前ですよね。

清水　ちょうど八年前（二〇〇〇年）ですね。

向谷地　八年前、入院して間もなくテレビに出たんですよね。一カ月目くらいじゃなかった?

清水　そうですね。それまで長いこと地元で引きこもっていてテレビに出るどころか、家族以外の前には姿を出したことがなかったので、いきなりのテレビ出演だったんです。だけどそのとき入院してたんです。それで事前に取材を受けて放送は病室で見ました。夜の一一時ぐらいに特別にみせてもらえて。

向谷地　筑紫哲也さんが浦河に来て、ニュース23を浦河から生中継したんですよね、そのニュース23はべてる特集でそれに清水さんが出ることになった。

清水　そうですね、出ました。

向谷地　あのときのことは忘れられないですね、というのは清水さんは基本的に他人を避けてずっと引きこもっていた。七年間引きこもって、それでもまだいろいろと人と触れ合うことが煩わしくて北海道の浦河に来たら誰も人がいないんじゃないかと思って来たって聞きましたけど。

清水　はい、安心して引きこもれるんじゃないかと思って、サトラレも誰も私のことなんか気にしないでゆっくり引きこもれるのかなあって（笑）。家（栃木）にいたらサトラレがひどくなると思って、田舎の方がよかった。地図をみたらすっごい田舎にあったんで、これは浦河に行こうと思って浦河に来たんです。

向谷地　引きこもりに来たんですよね。そして入院したんですけどね。

清水　はい。

向谷地　清水さんが入院したとき、忘れられないのは主治医の川村先生がニコニコして、「向谷地君、すごいスターが来たぞ」って。

清水　（笑い）

向谷地　「面白い人が入院してきた。栃木から引きこもりに来たぞ」ってね。それで、どんな人だろうって思って病室行ったらね、昼間なのにベッドのカーテン引いて、なんかあの頃一日中泣いてなかった？

清水　泣いていました。

向谷地　病室でメソメソ泣いてね。入院したての清水さんは、そんな状態だったんですけれども、たまたま「ニュース23」で取材に来ていたＴＢＳのプロデューサーと話していたときに、「清水さんっていう面白い人が最近入院してきたんですよ」という話をしたら「お話を聞いてみたい」ということになって、清水さんに取材が舞い込んだんですよね。

清水　そうですね、浦河に来てから私の話を聞いてくれる人が結構増えて、精神科の先生だとかソーシャルワーカーだとか本当に私の話を聞いてくれる人たちが現われて。さらに私の話を聞いてくれるっていうプロデューサーが登場して、病院の喫茶店に行って二時間以上話しました。本当に「立て板に水」のように次から次へと言葉が出てきて。

向谷地　話したよね。

清水　話しました。一時から夕方になるぐらいまでずっと話していました。

向谷地　ずっと、話し続けてね。忘れられないのが、「向谷地さん、私引きこもりだと思っていたけど違った。私、出たがりだったんだ」という言葉だね。そうだ清水さんは出たがりだったんだ。そうか、引きこもりの人って実は出たいんだ。出たがっているんだということがわかったね。

清水　そうですね、引きこもりの人って本当は自分を知ってほしいって思っている人、多いのじゃないかなと思ってます。

向谷地　それじゃあ、清水さんのプロフィールを紹介してもらいましょうか。

清水　はい。私は二三歳のときに統合失調症を発病したんですけれども、「自分の考えてることが他人に伝わっているという噂が伝わってくる」という異変が起きるようになりました。その頃から職場でちょっとしたいじめがあって、それから仕事を一生懸命やってそれを我慢して家に帰ると解放されてホッとしてたのに、急にそのいじめてる人たちの声が、私がお風呂に入ろうが寝てようがトイレに入ってようがずっと頭の中から聴こえてきて止まらなくなって、ずっと監視されてるような感じだったんですよね。そうしたら、息つく暇がなくて、ホッとする場所がなくて、緊張が止まらなくて過呼吸で倒れちゃったんです。さらに親の声が聴こえてきてもうつらくて仕事が困難になって辞めてしまいました。そのときは自分が病気になった自覚は十分ではなくて、サトラレになってしまったと思って、病気の話をしたくて精神科に受診したんです。こんなことが起こってしまいましたって。それでどうにかなると思ってもいなかったんですけども、精神安定剤を飲みながら七年間地元にいて三〇歳のときに浦河に来ました。

向谷地　清水さんは薄々でも、もしかしたら自分は精神科の病気にかかってしまったのではないだろうかという自覚があったの？

清水　病名のつく病気だと思っていなかったんですけれども、精神科が必要かなとは思っていました。

向谷地　病院にはかかりにくい病気だよね、精神科は。

清水　そうですね。でも「行った方がいいよ」と親戚の人にも言われ、どんなところなんだろうと興味もあったから行ってみようかなという感じで興味本位で受診したんですよね。

向谷地　浦河ではよく自己病名というのをつけるんですけど。お医者さんからもらった医学的な病名じゃなくて自分の感覚で納得できる病名ってつけるんですけれども、清水さんの自己病名は？

清水　「統合失調症サトラレ系」ですね。
向谷地　統合失調症サトラレ型。
清水　そうですね。
向谷地　俗に「サトラレ」という自分の考えていることがみんなに伝わってしまうという大変さっていうのは、もし自分たちに起きたら大変だろうなと思うんですけども実際どんな感じなんですか？
清水　はい。もうプライバシーはないんですよね。何を考えても何を感じても何をみても何をしても全部伝わってしまう。自分の腸の動きから何から全部伝わってしまう。だからその恥ずかしさといったら道の真ん中でトイレしているくらい、恥ずかしいんですよね。自分の考えていることすべてが洩れてしまう……。
向谷地　究極の個人情報の漏洩ですね。
清水　そうですね（笑）
向谷地　清水さんは幻聴さんも活発に聴こえてくるんですよね。
清水　そうですね。ワイワイ騒いできて。
向谷地　それと、頭の中で人が騒いでいるんですよね。某家族が。
清水　バイトで働いていたら（頭の中で）家族が騒いでて。
向谷地　頭の中で住みついている感じですか？
清水　そうですね。

向谷地　一家は何人ですか？
清水　三人です。
向谷地　三人家族が頭のどの辺に居るんですか？
清水　最近は使わないですけれど、ウォークマンありますよね？　ウォークマンが耳の辺りで聴こえるでしょ？　それと同じようにホワーンと。
向谷地　家族の話し声が？
清水　叫び声だったり、話し声だったり、喧嘩している声だったり…。
向谷地　幻聴さんも夫婦喧嘩するの？
清水　します。親子喧嘩もします。
向谷地　自分が仕事している最中に頭の中の某家族が夫婦喧嘩をはじめたらどうするんですか？
清水　仕事に集中できなくなってくるんですよね。
向谷地　仲裁に入る？
清水　仲裁に入ろうとするんです。そうするとドッと疲れるんだけど、仲裁に入った私の心の中の言葉を聞いてまた向こうが反応して返してくるから、なるべく考えないようにしますが、頭の中で喧嘩されるから無視するのも難しいんですよね。
向谷地　日本中でね、仕事しながら夫婦喧嘩の仲裁をしているのは清水さんだけだと思うんですけど。

清水　（笑）。

向谷地　清水さんが面白いのは頭の中で家族が喧嘩したりするもんですから、私が清水さんに「今日の家族は元気にやってる？」と聞いたら、家族にも個人情報保護が適用され、幻聴さんにもプライバシーがあると聞いて私はこけたんですけどもね。そういうリアルな世界にいるんですよね？

清水　そうですね。リアルですね。

向谷地　こういう自分の世界のできごとについては、浦河に来る前は主治医に話していました？

清水　いいえ。詳しくは話さないです。精神科に入院させられて、退院できないと困ると思っていたし、私は統合失調症ではないと思っていましたから、聴こえるけど「気になりません」とか、「どれ位の感じで聴こえますか？」と言われても「時々聴こえますが全然気にしてません」って。凄い気にしているし、凄いバンバン聴こえているけど我慢して「独り言はいいますか？」と聞かれたら「一人のときはブッブツいうかもしれないけど人前ではいいません」とかそんな感じのことをいっていました。

向谷地　大体、統合失調症を診ている精神科医も正直に病名を伝えている割合は半分あるかないか、それくらいの割合だと聞いたことがありますが。

清水　そうですね。

向谷地　清水さんは当時の主治医に自分のことを何割くらい話していましたか？

清水　お医者さんも薬のことしか聞かないし、こういうときどうしてつらいのかとか、そういうことは話すところがなかったんですよね。たまりにたまって両親に話しても「お前のいっていることはさっぱりわからない」と言われてしまう。診察時間は五分くらいだし、私が「山田家」の話をしたら一時間も二時間もかかってしまうから（笑）。

向谷地　幻聴さん家族ね。山田家の住人は羨ましいですね。

清水　こんなことを聞いてくれる先生はいないし、だから聴こえるかどうかって確認はされたけど中身まで聞いてくる人はいなかったですね。

向谷地　ということは、あんまり中身まで聞いちゃダメだという考え方もあるみたいですね。

清水　べてるに来てからは、「べてるではそういうことを話すけど、どうなんですか？」と専門家の人たちが見学に来るときにそこのところを聞かれますね。

向谷地　特に看護師は少し変わってきているかもしれないですね。看護師はあまり幻聴の内容を聞いちゃダメだって教育されているみたいだからね。

清水　やはり浦河のやり方というのは一対一で幻聴さんの世界を十分に聞いて、幻聴さんの世界を肯定して型にはまるってことはあまりないんですよね。特に当事者研究は、起きている問題を「外在化」して幻聴さんを中心に置いて、みんなでワイワイと話し合う。すると、幻聴さんとどっぷりつき合っている自分と、それを遠目でみている自分がみえてきて、幻聴さんとの関係や状態がだんだんみえてくる。そういうつきあい方をしていると、幻聴さんに困っている清水里香に対して、相手にそれをどういうふうに知ってほしいのかということを第三者の目で伝えることができるのです。でも引きこもっていた七年間は本当につらかった。どうして自分がこんなにつらいのか、わからないぐらいつらかった。自分のことがわからないということが現実の苦しんでる自分を混乱させていました。

向谷地　自分の中に何が起きているかわからないっていうのは一番大変なんだよね。

清水　そうですね。それはすごくわかります。

向谷地　そういう意味で、浦河で行っている当事者研究というプログラムの基本は「何がどうなっているのか」というのを皆で解き明かしていくプロセスと「何にどう対処してきたのか」「これから何をどうしたらいいのか」という大体三つの柱で現実をとらえるという考え方をするんですが、そのアプローチを通じて清水さんの「サトラレ」はどんなふうにみえてきたんですか。

清水　「サトラレ」ということに気持ちがいっちゃうと、相手にどう思われているのかということばかりを気にしちゃうんですよね。だから、本当の自分の気持ちは置き去りにされちゃって、相手がどう思うかばかりを気にして、空回りしている自分というのがだんだんと話していくうちにわかってきました。

向谷地　自分の本当の気持ち、願っていることを置き去りにしたまま、人にどう思われるだろうかということを特に頑張っちゃうとつらくなる？

清水　はい。ものすごくつらいです。

向谷地　人は知らないうちにそんな頑張りをいっぱいしているのかもしれないね。

清水　そうですね。もともと発病する前からそういうところはあったような気はするんですけれど、サトラレになってからは、とってもくだらないことまで気にして、そのボリュームが大きくなってくると身動きが取れなくなってくるんですよね。

向谷地　清水さんの話を聞いていてもうひとつ面白いと思ったのは、浦河に来て一年くらい経ったとき、皆が自分の病名をいう場面の中で清水さんが「そういえば私の病名なんだっけ？」ということがありましたね。主治医の川村先生は「あれ？　清水さんにまだ病名をいっていなかったっけ？」そんなような場面だったという気がするけれど。

清水　講演の壇上でね。先生が私に話を振るときに「統合失調症の清水里香さんは」というから、「えっ、私は統合失調症だったのか？」というふうに講演先で初めて病名を告知されました（笑）。

向谷地　講演先で告知されたっていう人は、おそらく日本では今までいないんじゃないかと思うんだけど。

清水　そうですね（笑）。「ああ、べてるの皆と同じかあ」と思ったときに、正直「ああ、統合失調症で良かった！」って本当に思ったんですよね。これなら皆と同じように笑って話せるときがくるかもしれないと思って。うん。すごくほっとしました。今までの苦労が報われた気がしました。

向谷地　ここがね、清水さんの面白いところで、他のお医者さんたちがあまり患者さんに病名を伝えたがらないのは、まるでそれが一種の社会的な死の宣告にも等しい感覚がどうしてもあって、だから病名を告知するときには慎重にする、ということがあります。でも、少なくとも清水さんのなかにも浦河に来るまでは、統合失調症と言われないように頑張ってきたっていうところがないですか？

清水　そうですね。頑張ってきました。統合失調症と言われないように振る舞ってきました。

向谷地　それが浦河に来て一年で統合失調症と言われた瞬間「やった！」みたいな感じに変化するというのは何が影響したのかな？

清水　やはり統合失調症と言われている仲間がいたということ、皆が幸せそうに暮らしているのをみていたということですね。それは私一人で苦労してきている苦しみが、何の形もなくただ不安と苦しみというだけだったのが、統合失調症だって言われたときに、あっ皆と同じ病気ね、って受け止められたんですよね。それがもし栃木で「統合失調症です」って言われたら私は絶対受け入れられなかったと思うし、認めなかったと思うんですよね。でも、仲間の中で皆と同じ病気という感じで言われたら、あっ私も同じなんだって。すごく良かったと思いました。

向谷地　そういう意味では、人のつながりとかそういうことがとても大事なポイントになるということですね。

清水　そうですね。はい。

向谷地　それで、清水さんは地域で暮らしていくうえで大切にしたいことを二つあげているんですが、ちょっと説明してもらえますか？

清水　やはり統合失調症と言われている当事者というか、私たちでも、町民としてやっていかなければいけない大事なことってあると思うんですよね。それはこれって決まっているわけじゃないんだけれど、気持ちの中で私も町民としてこの町に生きる、この町を作っていく一人の人間なんだっていうことをしっかり意識しているかっていうことがすごく大切になってくると思うんです。

向谷地　当事者活動から数えると今年でべてるも三〇年を迎えます。さきほどビデオで出ていた佐々木実さんの退院の記録写真があったんですけれど、あのときから考えても、やはりべてるの一人ひとりは地域を支えていくひとりになっていくという以上に、もうすでに地域を支えている人になっていたという気がしますよね。

清水　はい。何かをしてもらうって考えると、過剰なケアとか管理がつきまとうんですけど、何かをしていくって考えると、必要なケアやサービスを自ら利用していく、という感じに私たちも考えられるようになっていくんですよね。「してもらう」のではなくて、「していく」と思うことってすごく大切だと思います。力がないと思われがちだけど力が出せない状況にある、病気もあって出しにくい状況にあるんじゃないかなっていうふうに思っています。

当事者が抱える症状や生きづらさ、ちょうど私がさっき外在化って言ったように、症状や生きづらさをどうやって自己対処していくかっていうことにもつながってくると思うのですが、自分の幻聴や幻覚や妄想なんかについても、その生きづらさについてどうやって対処していくかっていうことも、皆一人暮らしでやっていたら大変だけど、皆と一緒に苦しみも悲しみも喜びも研究していくことによって、だんだんと自分たちの置かれている状況というのがわかってくる。

それがわかってくることがつらくてみんな妄想の状態に入ってしまうのかもしれません。しかし、それはすごく大切で、わかってくるとだんだんと足下がみえてきて、足下がみえてくると自分の立っている位置がみえてきて、だんだん現実がみえてくるんですよね。そうすると現実の苦労とかが生まれてきて、それに対してどうやって対処していったらいいのかっていうのも、一人で考えるのじゃなくて、みんなで研究していこうと考えていくと、そんなに世の中つらいこともないっていうのがわかってきます。

向谷地 そういう意味ではね、同じようなサトラレということで苦しんで、一切外に出られなかった仲間が、みんなと技を開発することによって一瞬のできごとによって外に出られたりすることがありますよね。あれって不思議ですよね。

清水 はい、そうですね。同じサトラレに苦しむ仲間が東京の講演に行くときに、サトラレがひどくて街中に入ると被害妄想が入ってきて、とても街中を歩けないという状態に、SOSのサインを決めて、サトラレが来て私大変なのって親指を立てたら、それをみた仲間が、「おお、よしよし、サトラレかあ」といってサトラレさんに対して同じように親指を立ててサインを返してくれて。

それによって彼女は「ああ、私のサトラレをわかってくれる人たちがいるんだ」っていうことに気づいた途端に、なんとか都会の街中を歩くことができたっていうことがありました。

それで、私この前七年ぶりに再入院して、すごくつらくて被害妄想もバリバリ入ってきて。で、退院して一カ月目のサトラレ状態のときに横浜に講演に行く機会があって、やはり同じく被害妄想が強くて、とても一人では行けなかったんですよね。それで、そういったときに仲間が親指を立てるサインを開発して成功したから、里香ちゃんもじゃあサインを決めたら?ということになって。

じゃあ、私はみんなで考えて、あまり大袈裟《おおげさ》なやり方だと恥ずかしいから、ドアをノックするように「サトラレが来ています、コンコン」という感じだったら街中でやってもそんなに恥ずかしくないからって決めて、SSTで練習したんですよね。

実際にやはり街中でサトラレが来てどうしようもなくて、一緒に行った早坂潔さんに「来てる、来てる、どうしよう」とSOSを出したら「おうそうかあ。来てるのか」とサトラレのサインを返してくれて。そのときすっとサトラレなんかどうでも良くなってきました。

「ああ皆にわかってもらえている」という気持ちの切り返しがついた途端に、やはり私もすっと消えていったんですよね。これはすごく効くなあと思って、とても助かっています。はい。

向谷地　そういう意味では、本当にあらゆることに共通しているのは、どんな困難なときでも人間は一人ではないという感覚、人と深くつながっている、話すことができる、相談できる人がいる、具体的に自分は誰と誰が友達であるというような感覚というのはとても大事なものであるということですね。

清水　はい、そうですね。

向谷地　そういう意味では不思議なことに、一人一人違うんですね。ですから、自分にあったサインを作っていくっていうかね、開発をする。

清水　それはでも結構うれしいんですよね。自分だけのサインっていうか。それを返してもらえるっていうことはすごくありがたくて。ああ、皆わかってくれているんだ、大丈夫なんだ、ここにいてもいいんだって思えるというのは、安心感が生まれてきて。

向谷地 今回、さっきのお話にもあったように、久しぶりに休息入院があったんですけども、それなりに苦労もあった、収穫もあったということですね。

清水 そうですね。私は新しい薬に変わるとき、あんまり私に合わなかったのか調子が悪くなってしまったのですが、そのことで、いままで薬っていうのは、なんとなく飲んでいたんですけど、こんなに私にとって大事なものだったのか、それまで、もしかしたら私は薬がなくても健常者みたいに生きられるかなって思っていたんですけど、薬がないとどうしようもないんだってことがわかりすぎるくらいわかったということと、やはりコンコンのサインじゃないけど、仲間といることでサトラレの苦労というのが緩和されていくんだ、っていうことをあらためて感じたことと、それから病気一筋に没頭しているときに仕事をするということが病気にブレーキをかけてくれていて、仕事があってありがたいな、とすごく感じています。

あらためて、生きる苦労の大切さっていうのがはっきりわかってきた気がします。

自分のなかの人の目ばっかり気にしている自分だとか、サトラレにばっかり没頭してしまう自分だとか、なんかこう根本的な生きる苦労、自分の虚しさだとか人間としてよくあるごく当たり前の生きる苦労にあらためてぶつかることを通じて、それを再確認できたな、ということが本当に、すごく単純なことだったんだけど、収穫だったなと思っています。

向谷地 それで今日のテーマは「安心して絶望できる人生」ですが、私はこの三〇年の間、過疎の町浦河で活動を続けてきていつも大切にしてきた〝わきまえ〟というものがあるとするならば、目にみえる社会的な成果や実績など、そういうものが一瞬の内になくなっても困らない、仮に突然べてるがなくなったとしてもうろたえないという生き方ということができると思います。先日も、一緒に活動をともにしてきた統合失調症を抱えた仲間を私たちは失いました。

清水　うん、そうですね。

向谷地　流れ星のように天国へ行ってしまいました。やっと病気から回復して、病気とのつきあい方も上手になって、社会の中でさあこれから頑張るぞと、そういう人たちが突然まるで一つのことを成し終えたかのように倒れていくんですよね。この三〇年間、私たちはそういうことを繰り返し経験してきました。

清水　まだ三九歳でした。だけど、べてるってなんかこんなふうに弔ってもらえるんだとか、こんなに仲間がいてくれる中で見守られて逝くんだっていうのがわかってくると、なんか自分が死ぬときのことも想像しますよね。みんながこんなふうに送ってくれるんだったら安心かなとか思ってみたりとかね。なんだか、べてるは常に死を身近に感じますよね。

向谷地　浦河は、お葬式は多いですよね。

清水　多いんですよ。一年に三回とか四回とかあって。

向谷地　やはり、高齢な方もいるのですしね。そういう意味で私たちにとっては働くとか、毎日暮らすその中に人が亡くなる、身近な人が亡くなるということがとても日常的な場面としてあります。

そしていつも私も、自分がもし万が一のときはこうして皆に見送ってもらえるんだなって思いますね。浦河のお葬式って感動的ですよね。なんか暖かいよね。

清水　うん。

向谷地　仲間が亡くなることを通して、あっ自分たちは生かされているというか、また何か一つ頂いたなっていう、そういう感覚で満たされる。ですから今日のテーマは「安心して絶望できる人生」ですけれど、こんな日々の中で一遍、こう亡くなるとか失うとか、また病気になってしまうとか、失敗するとか。そういうことはある種の絶望をイメージするできごとでもあるんですけど、しきりにその中で力をもらうというか、お葬式もそうなんですけど。

清水　そうですね。先ほどの仲間のお母さんが浦河にやってきて泣いていたけど、帰るときにはすっかり元気になって「べてるから元気をもらいました」といって、ニコニコしながら帰っていったんですよね。

だからやはり仲間の死は悲しいけれど、でも仲間でそれを受け止めて、これからもそういった日々が送られていくんだなというのをすごく感じました。

向谷地　ついでに紹介すると、その彼は一つの仕事をしていたんですね。それは入院中の仲間の退院を支えるという仕事を彼はライフワークにしていて、実は三〇年間入院している仲間の退院というものを彼は、病棟に毎日足を運んで、一緒に外出したりして、サポートをしていたんですね。その甲斐あって、なんとその仲間は三〇年ぶりに退院するということを決めて、退院日が決まったんですね。

その退院日が決まったその次の朝、彼は亡くなったんですね。まるで本当にその支援した仲間の退院を見届けるように。

清水　そうですね。

向谷地　本当に何ていって表現していいのかわからないんですけれど、そういう形で私たちは小さい町で三〇年間の営みを続けてきました。

そして、これからも続けていくんだ、そう思っています。

浦河という町は北海道全体がいまそうであるように、とても財政的に厳しいし、住んでいる人たちもあまり楽しい話がなくて暗い話ばかりです。

これからもどんどん人口は減っていくし、どんどんお店が町から撤退していくし、日高支庁もなくなることになってしまう（苫小牧や室蘭がある胆振支庁との合併）。

浦河の大通りにあった大きなスーパーも最近閉店して、そんなことがいっぱいある中で、三〇年間この町で一緒に生きて、いい町にしていこう、浦河はいい町なんだっていうことを信じてこだわってきたというのが三〇年の歩みです。そのことを今日紹介させて頂きました。じゃあ、最後に清水さん一言。

清水　ええと、やはり「安心して絶望できる人生」っていうのは、安心して生きられることじゃないかなあ、と思います。

本当は、絶望なんかしないで昇っていく人生を夢みて生きてきたんですけど、今、私は絶望しても安心っていうところが一番いいな、と思っています。

絶望しても安心できるところで生きてるんだな、と考えたら、私の生き方はそんなに悪くないなと思えるようになってきました。

私は、絶望の中で苦しみもがくんのじゃなくて、安心という気持ちで今を生きています。

それがあれば病気があっても、何があってもなんとか安心して生きていけるかなって思いながら生きていけるような気がします。

どうもありがとうございました。

（日本グループホーム学会 in 北海道講演　二〇〇七年七月七日・八日）

第十一章 人が暮らす、生きるということ

ソーシャルワーカーの〝わきまえ〟

――今日は、日頃、向谷地さんが相談援助にかかわるご本人と接するときに、大事にしていることをお聞きしたいと思います。

精神保健福祉士の仕事

――まず、向谷地さんがお考えになる精神保健福祉士という仕事の内容についてお話しください。

向谷地　いわゆる精神保健福祉士というのは一つの資格の名前ですけれども、何よりも精神保健福祉分野で働くソーシャルワーカーであるということが基本です。しかし、保健師や看護師でこの資格を持っている人も多く、精神保健福祉士＝ソーシャルワーカーという理解ではなく、一方では資格を

持った人というぐらいの現状もあります。ですが、あくまでも精神保健福祉分野におけるソーシャルワーカーであるというのが少なくとも私の理解です。

――仕事の内容をもう少し具体的に挙げていただけますか。

向谷地　精神障害を持つ方たちは、障害や病を抱えることによっていろいろな困難が日常生活に起きてきます。一人の市民として保障される権利や可能性に制限が加わったり、不利益を被ったり。その結果、自分という人間を尊重できなくなったり、将来に希望を持つことができなくなる、ということも起きるわけです。そういう困難を抱えた人たちが人間的・社会的復権を果たしていく過程を、福祉の立場から側面的に支援する、というのが私の理解している精神保健福祉士の役割です。

――精神保健福祉士と臨床心理士との違いはどこにあるとお考えですか。

向谷地　臨床心理士の方も社会的な分野は扱いますけれども、基本的に教育学ですし、科学的に検証された心理学の成果がベースになっていると思います。「社会福祉」は科学か、についてはいろいろな議論がありますが、私はあくまでも社会福祉の立場ということになります。臨床心理士ですと、心理学的なアセスメントをベースに、心理的なトラブルや困難を改善するとか、治療をするとかいうアプローチが中心にあると思うのです。その点、社会福祉の立場に立ったソーシャルワーク実践の目のつけどころは、具体的に困難を抱えた人の「安心して暮らす」という現実をいかに創出するか、にあると考えています。一人一人の個人の安心と同時に、家族や地域や社会の安心の実現も視野に入れた「変革」を志向するということを私は大切にしています。病気が治るとか治らない、そういうことを越えて、人が暮らす、生きることが成り立つ支援を目指すものだと思っています。

人が暮らす、生きることが成り立つ支援

――人が暮らす、生きることが成り立つ支援、というのはどのようなものでしょうか。

向谷地　人の暮らしというのは、当たり前のことですが、人が生きることの上に成り立っています。精神障害を抱える人たちは、それが治っても生きなくてはならないし、治らなくても生きなくてはならない。心理的なトラウマがあっても生きなくてはならないし、たとえそれが改善しても、依然として人の人生は生きづらい。そういう意味で、ソーシャルワーカーというのは、やはり何がどうあっても人が生きる、暮らすという営みを取り戻すための支援が主なのだと思っています。それを一人一人の個人のテーマとして考えるのか、一人の人の生活を脅かした社会に焦点を合わせるのかについては、それぞれのワーカーさんのスタンスですが、基本はその個人に起きていることを、常に社会や世界とのつながりと人間の存在という深みから理解し、必要によっては社会に対して働きかけをするということが、ソーシャルワーカーの基本にあると思います。私が、その働きかけのときに大切にしていることは、「変える」ということです。変革ということです。もちろん、この「変革」には、当然のように変えるべきものと、受け入れるべきものの見きわめが大切になってきます。

――では、精神保健福祉士に求められる資質とは何でしょうか

向谷地　人間という存在に対する深いまなざしと、私たちを取り巻く社会や世界に対する広い関心です。その両方が必要です。それを常に一つのこととして考えられるセンスというのが必要だと思います。

人と人とのつながりの危機

――日頃の実践の中で、統合失調症を持つ人たちが抱える〝生きづらさ〟についてどうお感じになりますか。

向谷地　〝生きづらさ〟を感じているのは、何も統合失調症の人ばかりではなく、誰もが固有の生きにくさを抱えていると思います。しかし、私は統合失調症を抱えた人たちが持っている〝生きづらさ〟の特徴とは、パーソナリティー障害を持つ人たちにも起こりますが、人とのつながりとか、人と現実、自分と社会とのつながり……、そういったつながりの部分に大きな壁を実感し、困っている人たちだと考えています。それは当事者にとっては生々しい孤立感であったり、自分がこの社会から必要とされていない感覚であったり、親から愛されなかったのではないか、という絶望的な行き詰まり感をもたらすんですね。そういう面では、疎外とか孤立というのは当事者にとっては、生きるか死ぬかの重要なテーマなのです。ワーカーは生きづらさの中心に、それを見ることができなくては、と思っています。

別な見方をすると、統合失調症を持つ人たちの抱える〝生きづらさ〟は、人間が本来担っている生きづらさの上に、もう一つの固有の生きづらさが乗っていると私は考えています。その意味でも、幻覚や妄想、パニック状態など、症状の一つをとっても、それに影響している内外の要因、つまり生理的要因と、経済的問題や人間関係の悩みなどの外部要因が、「存在への疑い」という実存的な危機の上に乗っかり、さらにそれらが人と人とのつながりの危機という、統合失調症を抱えた人の独自の形で体現されたもの、というイメージを私は持っています。その意味では、とてもわかりにくいですね。

――そのわかりにくい現われ方を向谷地さんはどのようにして感じるのですか。

向谷地　たとえば暴力的になって病院に連れてこられる人がいるし、家族に対しての八つ当たりが止まらない、お金がないといって相談に来る人がいます。近所と何かトラブルを起こして相談に来る場合もあります。うつ状態だといって気分が優れないとか、最近出社できないとか、お金をどうしたらいいのかわからない、みたいないい方をして相談に来る場合もあるのです。しかし、そこで起きている危機の中心には、やはり人とのつながり――自分と他者――の危機が巡り巡って、生活上の困難につながっていたり、病気につながったりしている、と私は見ます。

精神的な症状だから、といってそれで解決か、というとそうではない。その人は、依然として人とのつながりというものに課題を抱えているのです。脆弱《ぜいじゃく》な人とのつながりの危機を顕在化させる要因として、経済的な危機などの社会的な要因がある。その意味でもソーシャルワーカーは「人とのつながりの回復」に着目した支援というものをしていかなくてはならない。ですから、感じるというよりも、それを前提としたかかわりをしている、と言った方が正確かもしれません。

――その支援を手伝うのが、ソーシャルワーカーの役割であるということですか。

向谷地　そうですね。その回復の手立てに、医学の視点から治療的な介入をするのが精神科医で、ソーシャルワーカーは、社会的なつながりという視点から、人として生きる実存的な基盤を回復したり、取り戻すことを支援する。私のターゲットはそこですね。

苦労の仕分け

――では、向谷地さんが当事者の方を支援するときに大事にしていることは何でしょうか。

向谷地　どんな困難であっても、どんな苦労であっても、その人自身が抱えている困難や生きづらさの主役になることを支える、ということを大事にしています。特に精神障害の人たちには、いろいろな問題や困難が起きる。そうすると、家族が病院に押し込んだり、いつも誰かに何かを強いられるという場面が多くなる。その人はただ病気を「やっている」だけで、その人自身に起きていることに対して、責任が持てなくなるのです。病気の性質上そうです。周りの判断、周りが決定したこと、周りの思いによって、その人は自分の人生を決めなければならなくなる、ということがとても多くなるのです。そういうときに「ちょっと待てよ、いまこの中で苦労の主役は誰だ？　お母さんかお父さんか、お医者さんか」と考える。そこで、彼のいまの生きづらさの主役をその人自身にする、ということをまず調整しなくてはいけないのです。「あなたがこの現実の主役だよ」といい続けてあげるのです。家族はいろいろ心配で、手を出してあげなくてはならないこともいろいろある。また、家族から期待されることはいっぱいあるのかもしれないけれど、家族の役割と本人の役割を見きわめて、家族のやるべきことは家族が、本人のことは本人、という仕分けをしましょうということ、苦労の仕分けということをすべきなのです。

――苦労の仕分けということを具体的にお話しください。

向谷地　この病気を抱えるということは大変なことです。にもかかわらず、このいまを生きなければならない主役はあなたである。しかし、これはあなただけが生きるわけではない。みんなが応援するよ、それにこの病気や障害を経験しながら生きている仲間たちがあなたの周りには実にたくさんいるよ、ということをまず知らせます。それで、さっきのつながりというところに話は戻りますが、私はそういう体験を持った人たちをつなげる支援、私と会うことによって、その人は出会いを生んでいく、ということを重視します。そのことによって、どんどん人とのつながりが増えてくる、出会いが増えてくる、チャンスが増えてくる。だから、病気をしたとか、障害を持ったということが、決してマイナスではなくて、そのことによって出会いが増えていくという経験を、私は一生懸命にうながします。

ただ、これは一般的ではないかもしれないですね。どちらかというと、私は専門家です、あなたはクライエントです、私のところに相談に来て「向谷地さんのおかげで助かりました。心が癒されました。ありがとうございます」といって、私によって助けられて、私に出会ったことで、その人が力を取り戻していくという方が一般的かもしれません。でも、私はそういうふうに陥らないようにしている。これは、当事者研究という活動の基本でもあります。

たとえば、私が困難を抱えた統合失調症の当事者に出会う。爆発が止まらない人に出会う。そこで私は「実は私が相談にのっている人の中に、あなたと同じような困難を抱えている人がいます。その人は、こんなことで苦労しているのは自分だけだ、と思っています。それで、もう一人、同じような困難の中で頑張っている人がいるよ、ということをぜひその人に伝えたいのですが、いかがですか。きっとその人は励まされると思うんですよ」というと、ほとんどの人が「はい、ぜひお役に立てれば」といってくれます。「実はね、あなたこの前、この病気をよく知っているのは自分だけじゃないかと言ったけど、実は、今日相談に来た人が、あなたと瓜二つの苦労を抱えているんですよ。その人もお友達がほしい、といっているのですが、いかがですか」というと、ほとんどの人が「自分でよかったら」といってくれます。もちろん、中には断る人もいます。そんな人と一緒にされたくないという人も。でも、それでもうその人の生きづらさの一端がみえてくるのです。

家族の方への接し方

――では、次に家族の方への接し方をお聞きします。

向谷地　家族に対しては、まず、いろいろな、いままでの苦労をねぎらうことを大切にしています。間違っても、家族の対応が悪いからこうなっている、とは絶対にいってはいけませんね。結果はどうあれ、家族は家族なりに全力を尽くしてきた、ということでねぎらう。本人は本人で全力を尽くしてきたということをちゃんとねぎらう。でも、いままでの困難への対処の仕方、解決の仕方が、お互いが望んだ結果を生んでいない、ということはきちんと確認します。その上で、それならば、もっと違う新しいやり方を一緒に考えていきましょう、と提案します。

その方法を考えるときに大切なのは、いままでの経験の中に、それを打開する大切なヒントがあるということを、ご本人や家族がまず知っておかなければいけないということです。過去の経験を否定した上に新しい対処方法を考えなくてはいけないのです。それと、どこかで誰かが自分たちを助けてくれる、という構図ではなく、その方たちの経験の中に、いまのあなたたちの困難を解消する大切なヒントがある。そして困難を解消できる主役はあなた自身で、あなたたち自身である。だから、一緒に研究しましょう、といういい方ですね。そして、それはいままでの自分たちの歩みに対して、誇りを取り戻すということにもつながるのです。それをきちんと確認する。また苦労の仕分けの話ですが、それは家族ごとに全部違います。苦労を背負っている比重も、病気のことを本人がわかっていない場合もあるし、また、家族がわかっていない場合もあるし、極端なことをいうと、医者がわかってないことだっていっぱいある（笑）。

浦河に来るということは、いろいろなところをくぐり抜け、最後の賭けとして来た人がほとんどです。きちんとした知識と技量を持った専門家は都会にも山ほどいます。それは、私が持つ力とは、そんなに変わりません。ただ違うのは、浦河の町の持っている空気とか、当事者同士が持っているつながりが独自なのだと思っています。たとえば、私のようなソーシャルワーカーが日本中どこにもいないかというと、そんなことは絶対ないわけです。何が違うかというと、やはりそれは「当事者の力」です。

私が、ソーシャルワーカーとしてこの三〇年の間、浦河で一貫して心がけてきたのは、農業に例えると「土づくり」なのです。どんなにすばらしいお百姓でも、やせた土地で作物は作れない。そういう困難の多い地域の中で、実際に障害を持つ人たちがちゃんと主役になって、お互いを支える活動をしたり、当事者自身が実に一生懸命汗を流してきたという歴史があるわけです。そういう中に他の地域から飛び込んできた統合失調症の人は、人生観が変わります。いままで違った場所で暮らしてきたときは、統合失調症は忌まわしい病で、これは自分を邪魔する、このことによって自分の人生は閉ざされたと思って暮らしてきた。なのに、浦河に来た途端に、病気になるのだったら統合失調症に限る、と思うわけです。主治医に統合失調症です、と言われたら「やったー」と思うわけです。浦河にくれば、病気がみんなの生活にこうして根付いて、その中でお金も動いて、きちんと生活が成り立つ、ということをその人自身で初めて実感できるんだと思います。

地域支援と薬物療法について

――先ほど、精神科医の話がでましたが、薬物療法についてのお考えをお聞かせください。

向谷地　精神科医の治療と、私がやっていることは根本的には一緒で、おそらく多くの精神科医は、みんなそうあるべきだと思っているのです。薬はほどほどに。しかも患者さん自身がちゃんと病気のことをわきまえて、ちゃんと自己管理し、地域にはいろいろな社会支援が充実していて、家族にも理解があって……というのをイメージしているのです。これはまず間違いない。誰もが、そういうイメージを抱きながらやっているはずなのですが、結果として、医者だからこれを治せばいい、医者だから治さなくてはいけないと、ある種暗黙の期待や了解の下に、医者はそこで頑張らされている。医師だけが役割を背負って、結果的に家族やスタッフの負担を減らすために薬をたくさん出して、とりあえず、目先の困難を沈静化するということで、周りを何とかなだめなくてはならない、となっているのです。

その現状を、多剤多量という形で批判するのは簡単です。しかし、それは精神科医が自らそうしているわけではなくて、医師に多剤多量という形で責任を押しつけているのは地域支援の責任だ、ソーシャルワーカーの責任だ、と私は勝手に思っています。これはソーシャルワーカーの責任であって、少なくとも私はそう思うことにしています。地域支援が頑張らないから、結局これだけ病院を増やし、病院にこれだけのことを押しつけてきたのです。浦河の病院が、二〇〇一年に病床を一三〇床から六〇床に削減できたのも、二五年にわたるべてるの家の活動があったからです。薬の量も浦河は驚くほど少ないですね。薬剤の量は、地域生活支援や当事者活動の活発さに比例するのです。ですから私は地域の責任だと思っています。いま、この日本の閉鎖的な医療とか多剤多量というのは、病院またはは精神科医がターゲットにされていますけれども、そんなことはないです。これは地域の責任、国民の責任です。

治療の目的は仲間になること

――では、その状態を変えるにはどうすればいいですか

向谷地　木村敏という精神病理学者が、治療の最終目的は「患者さんが私たち生活者の仲間になること」といっています。私はそのことに尽きると思います。治療の目的は仲間になることであると。ソーシャルワーカーは率先して統合失調症を持つ人たちの仲間にならなければ、と私は考えています。仲間とはどういうことか。生活者の仲間になるということは、ご近所づきあいをすることだと思っています。一人の対等な市民としてご近所づきあいを取り戻す。いわゆる専門家とは、一見ご近所づきあいの難しい人であっても、そこにご近所づきあいを実現する力を持たせる人、そのような教育や訓練を受けた人としてあるべきだ、と私は思っているし、きっかけとして、そういう専門家たちに先

導されたような形で、地域の人たちがどんどんご近所づきあいを取り戻していけばいいわけです。だから、ソーシャルワーカーという存在、精神保健福祉士という存在が専門家であるとするならば、地域の中で、いろいろな人たちの仲間としてのつながりを取り戻す、という先鞭にならなくてはならない。ソーシャルワーカーこそが、統合失調症を持つ人たちと、暮らしというものを共有する手本を示していければ、と思いながらいままでやってきました。

当事者研究——自分に起きていることを知る

——向谷地さんが実践している当事者研究についてお話しください。

向谷地　当事者研究が大切にしていることは、「自分を知る」というよりも「自分に起きたことを知る」ということです。自分を知るというのと、自分に起きたことを知る、というのは、ちょっとニュアンスが違うのです。いままでの心理療法的なアプローチは、自分を知る。クライエントが自分をだんだん掘り下げていって、自分のことを知り、また自分を発見し、自分の無意識の世界、意識下の世界を取り戻すことによって、新しい自分を取り戻していくようなイメージがあるのです。

当事者研究はそうではなくて、「自分に起きたこと」を知る。その結果として、自分がみえてくることもあるかもしれません。「自分に起きたことがわかればいい」という発想は、みんなやりやすいのです。自分をみつめるということの抵抗が起きにくいのです。

たとえば、家族関係でもいろいろデリケートなことがありますよね。でも当事者研究というのはアバウトなのです。「親子関係で苦労して爆発を繰り返してきたんだね」で終わるのです（笑）。細かいことにあまり踏み込みません。「親子関係で爆発を繰り返してきたんだ」、それで終わり。でも、それが繰り返し起きていたら、なぜ繰り返し起きているのか、そのできごとのメカニズムのパターンを少しだけみてみようか、というぐらいの感じです。

だから、私は当事者研究をやるときに、その人の詳しい生い立ちとか家族歴はほとんど聞かないのです。その人自身とその人の周りで起きていることを、その人自身が切り離せればいいのです。なぜ、その人の中に深く入り込まないかというと、その人に対するある種の信頼です。

たとえば、自動車学校で車の運転を教習するときに、車庫入れがうまくいかないとか、坂道発進がうまくいかないからといって「すみません、親子関係はどうですか」とか聞かないですよね（笑）。その感覚です。でも、なかなか坂道発進がうまくいかない、車庫入れがうまくいかないといって、ずっと教習所に通い続けながら、なかなかクリアしない。そこで、なぜクリアが難しいか、それを解明しようとしたら、教習所の教官があまりにもすてきで、その教官と離れがたくて……というパターンが出てくるわけです。ここをクリアしてしまったら、この教官とお別れだと思うと、もうちょっといるためには、もう少しぐずぐずしていよう、とかね。そういうことはよくあることです。

当事者のツールとしてのSST

――当事者研究と並んでもう一つ、SSTについてもお話しください。

向谷地　従来のソーシャルワーカーの相談支援というのは、非常に曖昧な相談をしてきたな、と思うのです。たとえば、就職一つにしても「電話をかけるときはこうやって、こうやればいいんだよ、わかった？」「わかった」「じゃあ、頑張ってね」で終わっていたのです。いろいろな手続きの説明をするときも「市役所に行ったら係の人がいるから、こういうときはこうやって説明したらいいよ。じゃあ行ってきてね」で終わっていたわけです。でも、私がいま説明したことを十だとすれば、本人がどれだけ理解していたか、というのはわからないのです。私は一生懸命説明したのに、当事者によっては、幻聴に影響されて「向谷地さんに冷たくされた」と思う人もいるわけです。

SSTとか認知行動療法、またそれをさらに発展させたのが当事者研究なのですが、そういう認知行動療法的アプローチに向き合ったときに、統合失調症を抱えた人たちは、耳からの情報は入りにくくて、それを実際に行動に移せるという保証はどこにもない。そこで練習、という身体化したプログラムのプロセスを通ることにより、般化されて実現できる。そういう要素をいままで全部スポイルしてきたのです。近年の脳科学の進歩というのは、相談支援の場でこそ生かすべきなのです。

歴史的にも、アメリカのソーシャルワーク実践の考え方の中に、「認知」に着目しようとする立場がありますが、日本ではほとんど注目されないままになっています。そういうものをきちんと取り入れた面接の仕方や支援の仕方をすることが当事者の利益につながる、ということを私は明らかにしてきたつもりです。だから、私は一九九一年にSSTに出会って、自分たちに欠けているものはこれだ、と思って、ずっとSSTをやり続けてきました。

しかし、一般的にソーシャルワーカーというのは、SSTに対して非常に否定的で冷たい。それは、ソーシャルワーカーの持つ良心の証なのですが、SSTに、生活技能訓練とか、ある種の治療的な技法や一方的な指導という印象を持っているので、ソーシャルワーカーはそういう治療技法に手を染めたりしない。訓練というと、上からの視点でそれを強いるような印象がある。だから、そういうことはしない。非常に食わず嫌いなのです。

私はSSTの話を、ソーシャルワーカーの大先輩であるルーテル学院大学の前田先生から聞いたときに「これだ」と思ったのです。それからずっと、それにはこだわり続けて、SSTはソーシャルワーカーにとって必要なツールではなく、当事者にとって必要なツールだと思って、その習得をしてきました。ですから、私にとってのSSTとは、治療技法とか援助技法の一つではなくて、当事者にとって必要な、有効な、便利なツールなのです。当事者がちゃんとカバンに入れて持って歩くべきなので、私たち専門家が自分たちの技量を高めたいとか、患者さんを治療しようとか、その結果として患者さんが自立できるように、というものではないのです。

問題を外在化すること

――向谷地さんがSSTを行う際に大切にしていることを教えてください。

向谷地　私がというよりも、SSTのプログラムを開発したリバーマンがいっているのですが、たとえば、SSTをやる際に、私たちは「あなたは自分の社会的なスキルは何点ですか」「三〇点、二〇点」「SSTをやることによって何点になりたいですか」「大体八〇点、七〇点」という展開をイメージしがちです。リバーマンは「違うんですよ。あなたはいまもうこの瞬間一〇〇点なんですよ。SSTは二〇点の皆さんが八〇点になるためのツールではありません。もういまあなたは一〇〇点なのですよ。SSTをやると、自分が今日このとき一〇〇点だということがわかるんですよ」というのです。つまり、SSTは統合失調症を抱える本人に「あなたは一〇〇点である」ということに気づかせてあげるものなのです。そのために「あなたたちは今日すでに一〇〇点です」ということを常にいい続ける。それが基本なのです。だからSSTには、常によかったところと、さらによくする点、という二つしかありません。問題点を探さないわけです。どんなに人間的にすばらしい人であっても、車庫入れはうまくできない、とか弱い部分はいっぱいありますよね。その人が人間として持っている普遍的な価値と、いま車庫入れが慣れなくてちょっと時間がかかっている、ということをわけて考えるというように、問題点を外在化することを常に私は大切にしています。

生きづらさをアセスメントする

――そのＳＳＴの先に、当事者研究があるということですか。

向谷地　そうですね。当事者研究は、それを発展、応用したものだといえます。ＳＳＴというのは、基本的に本人が練習したいことを持ってくるわけです。「お金を貸してほしい、と言われたら断れるようになりたい」とかです。しかし、それを実現するには「なぜ、お金を貸してしまうのか」というメカニズムがわかっている方がいいわけです。車の運転でいえば、自分は、なぜ車の運転に自信がないか、ということをいろいろアセスメントしていったら、ブレーキの踏み方やバックの仕方に、自信喪失につながる要因が見つかった。そうすると、練習もしやすくなる。それと同じように、何が自分の生きづらさにつながっているのか、ということをアセスメントしていくわけです。

でも、過去を問わない、希望志向のＳＳＴはそこを見きわめることが難しいのです。何がどこでどうなっているから自分は入退院を繰り返しているのかがわからない、ということなのです。薬の飲み忘れなのか、それとも人前に行くと何でも自分を悪い方に考えてしまう性格で、そのことで自分を追い込んでいく癖があるのか。その見きわめというのはとても難しいのです。それは、こちらが待っていても出てこないのです。だから「研究しよう」ということになります。じっくり時間をかけて面談し、いろいろな働きかけをしながら、仲間同士の議論の中で徐々にそのことを明らかにしていく、というのが、当事者研究で大事にしているところです。

　私たちから見れば、薬を飲まないということは、服薬の大切さがわからないからだ、といって服薬の教育をするかもしれません。しかし、教育をしたら薬を飲めるようになるかといえば、そんなに単純なものではないのです。そのときに「では研究してみよう」と。「研究」という言葉があると自分自身を責めなくてすむのです。

「どうしてだろう？」と問題を外在化して考えると、だんだんパターンがわかってくる。「飲み忘れのパターンがわかった！」。アセスメントの部分を、当事者自身が自分でやってくれるのです。「どうだった？　研究の結果、パターンはわかってきたかい」というと、このせいだと思うとか、あのせいだと思うとか。朝起きるのが遅くて、時間がなくて、バタバタご飯をかき込んでいるうちに薬なんか飲むのを忘れちゃった、とかいろいろ出てくる。「じゃあ、もうちょっと早めに起きて、余裕を持ってご飯を食べるというのが有効かな」、「そうだね。じゃあ、朝起きるにはどうしたらいい？」「ちょっとお母さんに何時に起こして、と頼んでみようか」となると、「お母さん、悪いけど、朝七時に起こしてくれる？」と、お母さんに頼むSSTが出てくるわけです。SSTというものをSSTとしてやるためには、アセスメントの部分に時間をかけて、当事者が自発的に何かをする、という要素があったほうがうまくいくのです。

地域で当事者を支えること

——次に、これからの地域精神医療についてお話しください。

向谷地　地域精神医療を考えたとき、統合失調症をはじめ精神障害を持った人たちの地域生活を支える必要な資源、医療が果たす役割というのは、もちろんとても大事なのですが、私は大事なだけに慎ましさが必要だと考えています。実は、それよりも大切なのは、地域生活支援とか相談支援の部分の比重をより大きくすることではないか、と思っています。ですから、いまよりも地域生活支援の人材を増やすことであるとか、二四時間態勢で、地域で困難を抱えながら暮らしている人たちを支援するシステムを作らなくてはならない。リアルタイムで。もちろん浦河では、赤十字病院が二四時間バックアップしてくれますが、浦河の良さというのは、それ以上に、そういう人たちの暮らしを支える相談支援というのが、職員・スタッフによって二四時間保証されていることなのです。だから浦河で暮らすメンバーたちには、いつでも精神科医、ソーシャルワーカーやスタッフたちとアクセスすることができるように携帯番号も公開されています。このような保障があることで地域生活に安心が生まれるのです。それは、浦河の伝統文化の一つです。

——浦河以外の地域でそのようなシステムを作ろうとする場合、何が大切ですか。

向谷地　浦河でも、自分が支援している人というのは不特定多数の市民ではないのです。自分がいま具体的に支援している人たちに対して、二四時間、相談支援のアクセスを保証する。今回の自立支援法の中でも基本は二四時間。でも不特定多数の人を相手にするとそれはできないのです。全国には地域生活支援センターというものがあります。仮にそこで二四時間相談支援をやって、不特定多数の人たちから二四時間電話がきたら絶対にパンクするのです。でも、具体的な個人と個人との保証だったらうまくいく。つまり自分が具体的に支援している人たちの二四時間と、不特定多数の人たちの二四時間とは分ける必要があるのです。それから、いま相談支援をしている人たちへの支援に対してはもっときめ細かく。地域の中での相談支援センターの人材がもっと厚くなって、きめ細かい態勢を作り、そういう人たちが支援していくことが必要不可欠です。それを医療がバックアップする。

ソーシャルワーカーに求められるもの――クライエントの場からの出発

――今後、ソーシャルワーカーに求められるものは何ですか

向谷地　今後の、特にソーシャルワーカーがやらなくてはならないことは、やはり当事者の場、クライエントが暮らしている生活の場に実践の足場を組むということ。そして、魂の出会いを見出していく力量が必要になってくると思います。そこからすべてが始まります。もっとソーシャルワーカーが当事者の暮らしの場に入ってものを考える癖をつける。昔、私たちがソーシャルワーカーになったときに学んだことは、「クライエントの場からの出発」です。これは、ゴールドシュタインという研

究者が言った有名な言葉ですが、一人一人がクライエントの困難さの現実に一緒に立って、ものを考えていこうという意味です。それは、クライエントを、問題がある人、病気を持っている人、と見るのではなくて、「さまざまな経験を持っている人」としてみて、その経験を生かしたさらに新しい経験を当事者と一緒に生み出す、という営みをソーシャルワーカーはしっかりとおこなっていくべきだと思います。

その経験を生み出していくときに、SSTもそうだし、ナラティヴなアプローチもそうだし、そのときごとに出てきた新しいアイデアを、積極的に自分たちの実践の中に取り込んでいく意欲、というのがとても大切だと思います。浦河は田舎なのですが、非常にナラティヴなアプローチをしているといわれるし、認知行動療法の視点からも、浦河の認知行動療法は非常にユニークだといってもらえる。

それからもう一つ、浦河は実存主義的なアプローチを伝統的に大切にし、得意にしてきました。そういうことにしても、さまざまなアプローチを自分たちの実践の中にさりげなく自分たちの実践に取り入れ、それを非常に使いやすい小道具にしながらみんなで日々活動しているというところは、浦河ってとても面白いみたいですよ（笑）。

新しいもの、良いものを積極的に自分たちの実践に取り入れて、使えるものにしていくということにおいては、浦河は非常に貪欲なのです。東京にいて、常に最先端のアプローチに触れている人たちから見れば、私たちは信じられないぐらい陸の孤島で、しかも過疎化も含めて現実は何倍も厳しいのですが。こういう悪条件の中で、それをやっていることに、非常に実験的な意味があると思うのです。

もちろんたくさんの失敗もしていますし、失敗も含めて、どんどんみんなに公開して、そこで交流が始まって、いい実践は、逆に私たちが学んでやっていく、ということが始まっているような気がします。

——これまでの経験での失敗例をお話しいただけますか。

向谷地　いわゆる「失敗」というか、私たちは実にさまざまな経験を持っています。三〇年の長い実践の中で、痛ましい経験もたくさんしてきました。幻覚や妄想、という困難を抱えた人たちの支援というのは、何年経っても難しい。でも、そういう人たちを、病院でなくて地域で支えるには、どうしたらいいかということについては、そういう経験があったからこそ、自分たちなりの手応えを持っている。あとはそれをどう形にするか。そのための人材をどうするか、そのための財源はどうするか、とか、そういう構想はいっぱいあるのです。でも現実に、それをすべてかなえるための支援というのは、やはりいまの地域の力量、私たちのマンパワーではとても難しい。それが整ったら、何とかやれる自信はあります。

クライエントに相談すること

——向谷地さんが当事者の方と対するときに、一番大事にしていることは何ですか。

向谷地　当事者とソーシャルワーカーは、もちろんお互いが生活している社会的な立場が違うわけですが、そういう違いを越えて、ある種の対等さ、みたいなものがあるような気がするのです。だから、私は、よく当事者に相談します。相談されることよりも、相談することを大事にしたソーシャルワーカーになりたいと思うのです。実際相談することは多いですし。それから、いまの精神医療でいえば、精神医療というのは、統合失調症一つにしても、脳の病気だという立場と、それは一人の人間の存在のあり方だ、という立場が両極端に位置して、対立してきたわけです。だから精神科医も、自分はどちら派の医者なのか、みたいな感じで色分けされてきた傾向があると思うのです。ちょっとおこがましいかもしれませんけれども、ソーシャルワーカーというのは、そういう垣根を越えて、いわゆるその人の「脳」で起きていることと、その人という人間と、その人の家族と、その人が暮らしている地域と、一人の人間としてのその人の存在を、一つのこととして理解し、受け止める力量を持たなければならない。もちろんこれは精神科医もそうです。

「おかげで」と言われないように

——最後に、援助職に携わる方への〝わきまえ〟をお願いします。

向谷地 これは、うちの精神科の先生がよくいうのです。「先生のおかげでよくなりました」と言われないようにしよう、と。それは、私たちにもいえるわけで「向谷地さんのおかげで助かりました」と言われないようにしなくてはいけない。私たち援助者のわきまえですよね。援助職に携わる人たちには、そう思って患者さんと接してもらえたらいいな、と思います。

もう一つは、これもよくいうのですが、この仕事に命を懸けたり、この仕事を生き甲斐にしたりしない、ということも大事です。たとえば、ものを作る、絵を描く、絵を描いて「上手だね」と言われて「いやー、そうですか」みたいな達成感や充実感を感じる、ということはよくあることです。人が生きるとか死ぬ、人の痛みや苦しさに「生き甲斐」や「自分のやり甲斐」を見出さない、ということはとても大事なことです。そこから自立したところで自分がちゃんと生きていられるようにしておく、というのが、一つの自分のわきまえです。ソーシャルワーカーという仕事を失ったら、自分の人生は考えられないと、それは極端ですが、絶対にそうならないこと。私たちのような仕事は、とてもリスクの大きい仕事なものですから、何が成功で、何が失敗かと、なかなか一言ではいい切れない。いろいろな意味で失敗もあるし、クライエントに命を絶たれることもある。でも、そのことと自分の存在は分けて考えるというのは、尊い仕事であるだけにとても大切なことです。

ソーシャルワーカーのための五つの『すすめ』、七つの『わきまえ』

五つの『すすめ』

一　「知ったかぶり」のすすめ

北海道日高という東京都の二倍の広さの過疎地域（人口八万人）の唯一のソーシャルワーカーとして、しかも、病院という多勢に無勢な専門家集団の中の新米ソーシャルワーカーとして生き抜く知恵は、社会情勢はもとより、精神医学や看護学、心理学など連携をはかるスタッフなどの近接領域における理論や実践の最新の動向や議論の情報を常に仕入れて「知ったかぶり」をすることであった。

三〇年も前のことである。インターネットもない。心がけたのは、出版動向を知るために、出版ニュースや新刊情報を定期的に入手し、新刊本をチェックし、その短い要約から自分の関心事やテーマにかかわりのある本を購入して書棚にストックしておくことだった。いわゆる「私設図書館」である。全部読む必要はない。帯と目次、序文を読んだだけで、主題や論旨が伝わってくる。それだけで、それなりに「知ったかぶり」ができるものである。

二〇年以上も前のことだが、内科外来に「拒食症」の女性が受診し、衰弱が激しく入院になったことがあった。当時、拒食症をわずらう人は、ほとんどいなくて、彼女は病院はじまって以来の患者であったと記憶している。ちょうど、新刊情報からアメリカで顕在化しつつある「思春期やせ症」を母子関係の歪みの視点から論じた翻訳本『思春期やせ症の謎――ゴールデンケージ』が星和書店から出版されたことに興味を覚え、購入しストックしていた私は、入院になった時点で、読んでいなかったにもかかわらず「知ったかぶり」を発揮し、治療計画を立てる話しあいの場面でワーカーとしての意見を述べることができた。「知っている」ということは、チームの信頼を得る上できわめて大切なことである。それがきっかけとなり、特に精神科看護師の院内研究においては、いろいろと相談を受けるようになった。

「知ったかぶり」知識の効用は他にもある。ソーシャルワーカーとして出会うさまざまな困難な局面に立たされたとき、「私のこの行き詰まりの経験は、人類史上はじめての経験ではない。すでに、先達が同じような困難に直面し、その経験を書き記しているに違いない」と考え、その手がかりを文献や書物に求めるクセがついたことである。本のタイトルや帯に自分の関心事や困難を紐解くキーワードを見つけたときの胸の高まりは何ともいえないものがあった。

過疎地域のたった一人のソーシャルワーカーとしての気概を支えたのは、新しいものと、蓄積された過去の英知や方法に対するたゆまない関心と探索であり、その結果生まれた「知ったかぶり」が、〝自信をもって行き詰まれる〟ことを可能にしたのである。

二　「陰口」のすすめ

ソーシャルワーカーは、人の先頭に立って実践する仕事ではない。多くは、人と人との狭間に立ち、その成果は、直接的にワーカーの業績としてではなく、むしろ、ワーカーの周辺にその成果が現われるように振る舞うのが、ワーカーの大切なわきまえだと私は考えている。

そこで、人と人との狭間に立つ仕事であるソーシャルワーカーとして仕事をする中で、私が大切にしてきたことは「陰口」である。しかし、この「陰口」は、いわゆる陰で悪口や相手を非難する類のものではない。「陰口」は、実は電光石火のごとく周囲に伝わり、しまいには必ずや相手にも伝わる、という法則を逆手にとり、相手と上手くいかないと思ったときこそ、陰でその人をほめたり、良い情報を流したりするように心がけてきた。

つまり、人と人との狭間に立つワーカーを介すると、否定的なことが、いつのまにかユニークなできごとに変わり、場に新しい可能性が芽生えるようになる。〝あいだを変える〟ことこそ、ソーシャルワーク実践の妙技なのである。

三　「悩まないこと」のすすめ

私がソーシャルワーカーとして心がけてきたことは、いろいろと仕事に行き詰まることがあっても「悩む」という言葉を使わない、ということがある。なぜなら、「悩む」という言葉の語感には、目の前にある困難を、個人的なできごととして内側に抱え込み、〝思い煩う〟というイメージがあるからである。私は、仕事上抱える困難は、すべて〝仕事の一部〟と割り切るようにしてきた。そして、その困難を自分から引き剥がすように、いつも「実践課題」「研究テーマ」として目の前にかかげることを重んじてきた。

ソーシャルワーカーは、一人の人間が抱えることが難しくなった生活上の困難を、常に相談という形で受け止めなければならない。相手を選ぶこともできない。私の場合、相談者数は年間数百人に及び、のべの相談件数も、優に七、八千件に達し、それを三〇年以上続けてきた。そして、およそ精神保健福祉分野のソーシャルワーカーであったら、おそらく最も遭遇したくはないと思われる最悪のできごとをいくつもくぐりぬけてきた。精神科の相談ポストから突然はずされ、事務室の一角の〝窓際〟で五年間過ごしたこともある。入院患者に、目の前で身投げをされたこともある。若くして逝った多くの活動メンバーの記憶、最後まで酒を断つことができずに、孤独死をした人たち、おそらく、普通の暮らしでは出会うことのない人たちの人生が、否応なく私の暮らしに浸入してきた。

そんな過疎の町で、不器用な生き方を余儀なくされた人たちと暮らす中で、私は、悩むことではなく、その人たちの〝経験〟を生きた業績として学び、私自身が生かされていることを実感するようになった。「悩む」ことではなく「活かすこと」、それが「考えること」「研究すること」につながり、生まれたのが「当事者研究」というアプローチなのである。

四 「相談」のすすめ

ソーシャルワーカーは、クライエントの抱えるさまざまな困りごとを、相談というスタイルで受け止め、その解決や解消をクライエント自らが主体的に担うプロセスを支援する。しかし、数多くの相談を手がけてきた私が見出したソーシャルワーク実践のスタイルは、「相談する」というスタンスである。最近は「相談されること」以上に、「相談すること」の方が多いような気がする。

自宅で、統合失調症を抱えて〝爆発〟を繰り返し、家族が対応に困り果てた青年を訪ねるときにも、私は「相談したいことがあってきました」といってお邪魔する。最初は「僕に相談?」といって呆気に取られる本人も、徐々に人とのつながりを体験する中で、忌まわしい自らの抱える統合失調症を〝有用な経験〟として他者に伝えたい、という思いに変わってくる。

それは、専門家としての私の力量ではなく、今を生きるクライエントの力への信頼を前提としたアプローチから導き出された当然の帰結ということもできる。そして、この「相談する」というスタンスは、クライエントとワーカーとの関係だけではなく、スタッフとの間にも応用できる。

べてるの家の活動を支える考え方の中に、「相談できたら一人前」というキーワードがある。精神障害を抱えながら、地域で生きていく上での経験から生まれたこの言葉に、誰よりも私自身が学び生かされているのである。

五 「公私一体」のすすめ

精神保健福祉分野のソーシャルワーカーがクライエントとの援助関係で重んじることの中に「距離感」がある。クライエントとの間に「距離を保つ」ということは、ソーシャルワーカーとしての最も基本的な〝わきまえ〟として教育される。その〝わきまえ〟のわかりやすい例が、ソーシャルワーカーのプライベートな情報を徹底して管理し、クライエントの生活と峻別《しゅんべつ》することであり、その根拠は、転移や逆転移として説明されてきた。

背景には「透明な態度」を重んじ、治療者、援助者の「権威」に重点を置く流れがあり、プライバシーの漏洩《ろうえい》は、その権威に陰りを見せ、治療関係に支障をきたすと考えられてきた。

しかし、私はそのような伝統が、統合失調症を持つ人たちの困難を特別視することになり、精神障害を持った人たちには専門家の関与が最善である、という社会的な風潮を生み、結果として当事者の社会的な孤立をうながしたと考えている。

そこで私が関心を持ったのが、精神病理学者、木村敏の言葉である。木村は「治療が目指しているのは、第一義的に治療や寛解ではない……患者が、日常生活のなかで私たち『生活者』の『仲間』になってくれること……」(『こころの病理を考える』:岩波新書)「仲間になること……」。このことこそ、公私一体を重んじてきた私の実践観を最も端的に言い現わしているように思う。小さな町である。私が心がけたのは、この地域で暮らす「隣人」としてのワーカーである。

この地域でともに暮らす生活者として、地肌が見え、生きることの息遣いと暮らしの匂いが伝わる関係づくりが大切になる、と考えた私は、名刺の職場の住所電話番号の後に、必ず自宅の住所、電話番号を添えた。統合失調症を抱えたメンバーが地域で暮らす困難さを知るために、足掛け三年間、教会の古い会堂(後のべてるの家)でともに暮らした。私たち家族は、メンバーによく助けられた。子どもを保育所に迎えにいってもらい、子守も頼んだ。この生活スタイルは、浦河における私一人のユニークな実践スタイルではない。精神科医も含めて、これが浦河流の暮らし方、実践の仕方なのである。

七つの『わきまえ』

六　一番手ごわいクライエント

長い間、ソーシャルワーカーとして仕事をしながら、一番重んじてきた大切な〝わきまえ〟は、私が出会った数多くのクライエントの中で、最も手ごわい相手は「私というクライエントである」という深い自覚である。

周囲に迷惑をかけ続けたアルコール依存症のクライエント、統合失調症を抱え、〝爆発〟を繰り返すクライエント、実にさまざまなクライエントと出会ってきたが、その中で、最もかかわりの難しかったクライエントは、誰でもなく「私自身であった」のである。

そして、それはこれからも変わらないだろう。その根拠を問われたならば、私はこう言うことにしている。「根拠はないが、どんなときでも、そう考えることにしている」と。

七　地域をほめる

精神障害を抱えた人たちの社会参加をうながす上で、一番難しいのは地域に渦巻く誤解や偏見、差別だと言われてきた。最近でも、グループホームをつくる上で、いまだに地域の反対にあう例があり、社会の受け皿づくりの最大の壁になっているという現状がある。かつて、浦河では、「この地域で暮らして最も惨めなことは、精神科病棟に入院すること」とまことしやかに語られた時代がある。

浦河でも、現実に、地域でさまざまなトラブルがあったことも重なり、精神障害を持つ人たちに対する地域の視線には厳しいものがあった。その中で大切にしてきたのは、「地域には誤解や偏見が渦巻いている」と考えないことであった。それは、人を変えたいと思うとき、相手を「問題のある人」ととらえず、いかに自分を変えるかが大切になってくるように、地域を変えたいと思ったときにも「問題のある地域」と考えないで、むしろ地域のために精神障害を体験した町民として何ができるかを大切にし、地域の良いところを〝ほめる〟ことを心がけてきた。そして、地域に向かって、自分の経験した受け入れることが難しかった病の体験や、精神障害の体験を通じて学んだ生き方、家族の絆の大切さなどを語りかけてきた。

三キロのメインストリートの両端に日赤病院とべてるの家があり、通りに沿って十数棟の共同住居が建っているという地理的な関係で、通りを歩いている人の半分は、べてるのメンバーであったりすることがある。「浦河の街にくると安心する」という黒土のような浦河の土壌は、そのようにして耕され、育まれてきたのである。

八　評　価

時代は、まさに「評価社会」である。社会全体に「他者に評価される」という仕組みが組み込まれ、人間の価値が〝値踏み〟される時代がやってきた。人の視線や人の評価に依存した社会は、社会全体に「評価依存症」をまき散らし、仕事の目的がいつの間にか「いかに評価されるか」に置きかわる本末転倒を引き起こし、社会全体が消耗しつつある。

「評価」が、なぜ人のやる気を損なうかというと「仕事の評価」と「人の評価」が混同されるからである。本来であれば、仕事や学業の達成度を確認する仕組みであるはずの「評価」が、いつしか人そのものを評価するシステムとして用いられ、それが「人としての存在価値」

の領域にまで侵入し、人の健康を脅かし心身を蝕《むしば》んでいる。それは、ソーシャルワーカーにとっても無縁ではない。仕事の業績と、自分という人間の存在価値が癒着《ゆちゃく》し同一化する中で、人は「燃え尽き」に陥る。私が、燃えつきることなく今までやってこられたのも、いろいろなできごとを「所詮は仕事」と割り切り、仕事の成果と自分を切り離す工夫をしてきたからだと思っている。

それは、ソーシャルワーカーの仕事に置きかえても同じことがいえる。クライエントの「問題」をアセスメントし、援助プランを立て、その実践結果を評価するという枠組みの中で仕事をしているソーシャルワーカーも、常に起きている「事実」の評価をしながら、いつの間にか「人間」の評価に陥る過ちに敏感でなければならない。

九　クライエントこそ「専門家」

浦河は「当事者研究」という活動が盛んである。

「当事者研究」とは、統合失調症をはじめ、精神障害という自分の体験を「研究者」の視点から眺め、仲間や関係者と協力・連携しあいながら、抱える苦労のメカニズムや自分の助け方を見出していこうとする取り組みで、浦河生まれのこのプログラムは、今や全国各地にひろがりを見せようとしている。それを支える考え方が「クライエントこそ自分の専門家」という発想である。

そして「精神病」という、それを抱える当事者としては、精神科医や専門家にその治療的解決を委ねることが唯一の手段であった時代から、治療や回復までの一連のプロセスに当事者自身が「自分の専門家」として参加し、仲間や専門スタッフと協同しながら、ワイワイ・ガヤガヤと「自分の助け方」を見つけていこうとする一連のプロセスを側面的に支えることに、私はソーシャルワーカーとしての新たな可能性を見出している。

十　仕事に人生をかけない

病院で働いていると、ソーシャルワーカーといえども、さまざまな仕事が回ってくる。特に事故や地震などの災害が起きると、殺到する患者・家族をさばくために職員総出で走り回ることもある。

あるとき、大きな交通事故が起きて、何人もの人が病院に搬送され、周囲に鳴り響く救急車のサイレンと、運び込まれるケガ人と、心配の声をあげる家族、大声で指示を出す医師の声が飛び交い、救急外来は修羅場と化したことがある。残念なことに、搬送された患者さんが亡くなり、救急外来のロビーには、抱きあいながら号泣する家族の悲痛な声が響いていた。

しかし、病院スタッフにとって、この〝修羅場〟は日常の喧騒の一こまに過ぎない。片づけが終わり、一段落したスタッフの表情には、仕事を成し終えた不思議な充実感が残される。そんな場面を幾度となく経験した私は、「この仕事に人生をかけない」という〝わきまえ〟の大切さを痛感したのである。病や障害を持った人たちの「命」や、「人生」に影響を及ぼす可能性が大きい私たちの仕事は、〝尊い〟仕事であるだけに、〝達成感〟という心理的報酬も大きい。

しかし現実は、対人援助の世界においては、プラスの心理的報酬ばかりではなく、クライエントが亡くなったり、アクシデントが重なったり、喪失感や挫折感という負の心理的負担も多いような気がする。

その意味でも、このような心理的報酬をよりどころにすることを「辞退」することを私は大切にしてきた。ソーシャルワーカーばかりではなく、援助職の基本は、仕事を〝生きがい〟にしたり、〝やりがい〟を見出したりするのではなく、生きる力の源泉をそこに求めないという〝わきまえ〟と〝たしなみ〟を持つことではないだろうか。それを持って、はじめて私たちは「自立した援助者」となることができるのである。

十一 「形」から入る

大学の教員として最初に受け持ったゼミの学生と、卒業式の晩に会食をもったときのことである。ひとりの卒業生から「私たち新米ワーカーが現場で心がけるべき大切なことは何ですか」という質問を受けた。そのとき思いつくままに語った言葉が、「形から入れ、中身は後からついてくる」であった。その発想は、アメリカの神経学者であるアントニオ・R・ダマシオの著作の中にある「脳は、身体にコントロールされている」という言葉から生まれたものである。

例えば、表情筋を動かすと人が自覚的に笑っていなくとも脳は「笑っている」ととらえ、「うれしい」という感情を引き起こす。つまり、身のこなしや振る舞いが、脳や感情に影響を与えていたのである。緊張する場面や、苦手だなと思う場面でも、私たちが現実にどのように振る舞うかが、結果に影響を与えると考えることもできる。「脳が身体をコントロールしている」と考えていた私は、相談援助の領域にも、この「身体説」を応用することの重要性を感じ実践している。

十二　市民の中の「市民」

私は、ソーシャルワーカーとは、援助者である前に、普通の市民であることを大切にしてきた。市民とは「広く、公共空間の形成に自立的・自発的に参加する人々」（広辞苑）である。その市民感覚――普通の市民の常識――を持ち続けることこそ、ソーシャルワーカーがソーシャルワーカーであるために最も重要な条件だと私は考えてきた。特に、病院という特殊な環境（治療という大義名分により、他人の身体に傷をつけること、拘束することが許されるという意味で）にあっては、その市民感覚が持った人の存在が、より重要になる。

そして、ソーシャルワーカーの専門性を考える上で、医師や看護師と根本的に異なるのが、医学は、人の病気という〝非日常的〟なできごとに対して特別な知識と方法をもって対処しようとするのに対して、ソーシャルワーカーは、それを病む、老いる、苦悩するといった日常性の中で理解し、受け止め、ともに歩むところに特徴があるように思う。その意味で、ソーシャルワークの専門性は、特殊、特別な知識や技法に支えられるものではなく、きわめて常識的で、普遍性を持った人間観を基盤とし、その市民としての日常性が侵害される状況に介入し、それを保全したり、新たに創出したりする営みとしてあるような気がする。

以上、この三〇年にわたり、精神保健福祉の現場でソーシャルワーカーとして育んできた実践知を「五つの『すすめ』、七つの『わきまえ』」として整理してみた。これは、大学職員として最初の卒業生を送り出した日の謝恩会の二次会の席で、思いつくままに語ったことを、学生がメモにし、保管しておいてくれたものである。

最後に、以前、長野の農村で、家庭医として活躍されている色平哲郎氏とお会いしたとき、知ったのがジェームズ・イェンの「人々の中へ」という詩（訳：色平哲郎）であった。この詩から私は、ソーシャルワークの真髄と、大切な〝わきまえ〟を教えられたような気がしたので、紹介したい。

人々の中へ行き　人々と共に住み
人々を愛し　人々から学びなさい
人々が知っていることから始め
人々が持っているものの上に築きなさい
しかし、本当にすぐれた指導者が
仕事をしたときには
その仕事が完成したとき
人々はこう言うでしょう
「我々がこれをやったのだ」と

ジェームズ・イェン（一八九〇―一九九〇）

あとがき

私は学生時代、一日千円の生活費を稼ぐために特別養護老人ホーム（以下特養）に寝泊りしながら、夜間介護人として働き、昼は大学に通い、合間をぬっては難病患者のボランティアとして活動していた。約二年間働いた特養での生活で、私はソーシャルワーカーとしての基礎を学んだような気がする。そこで私は「やっちゃん」と親しく呼んでくれた幾人ものお年寄りたちとの別れを体験した。お世話になっていた入居者が、ある日突然亡くなり、夜間介護人として、霊安室に運ぶときに感じた、身内を亡くしたような深い喪失感は、私の若い野心を砕き、生き方の方向を問い、私は目の前に突きつけられた重いテーマの意味を知るために、むさぼるように読書に明け暮れた。神谷美恵子の『生きがいについて』、フランクルの『夜と霧』、ティリッヒの『存在への勇気』、特に、アウシュビッツを生き抜いたユダヤ人作家エリ・ヴィーゼルの体験を綴った『夜』は、人間が歴史の狭間を生きることの過酷さと凄まじい葛藤を私に呼び覚ました。私の魂は『夜』によって激しく揺さぶられ、膝をへし折られ、『夜明け』『昼』という一連の作品によって、作者自身がこの現実を生きようとする歩みを描き出したように、私も一緒にその「回復の軌跡」を辿っていた。そして、『昼』を読み終えたとき、私は特養での住み込み生活を卒業し、新しい暮しへと歩みだした。

その後も私は、自閉症を持った子どもの家庭教師をしながら、難病患者団体の事務局を手伝い、難病を持った人たちへのボランティア活動を続けた。そこでも、実に多くの出会いと別れがあった。若くして逝った筋ジストロフィーや、ＡＬＳ（筋萎縮性側索硬化症）の方たちとの思い出、重度の脳性麻痺を持った人たちの自立生活運動から学んだエンパワメントの根本理念、文通を重ねた札幌刑務所の死刑囚のＹさん（文通をしている最中に死刑が執行された）からの励ましの言葉、さらには、ハンセン氏病者の入所施設、青森の松ヶ丘保養園でのワークキャンプで出会った入所者から知らされた過酷で衝撃的な運命の日々のすべてが、今の私のソーシャルワーカーとしての大切な礎《いしずえ》となっている。

振り返れば、私は学生時代の四年間を、精神保健福祉とはまったく無縁の世界で経験を積んできたことになる。しかし、私は、読み込んだ本も含めて学生時代に蓄えた「財産」が、その後のソーシャルワーカーとしての実践の原動力となり、今も支えられている実感がある。

＊

私は、大学四年目の卒業間際の一二月まで、卒論にかまけて一切の就職活動を手控えていた。あまりにも多くの「現場」をみてきた私にとって、ソーシャルワーカーとしてその現実に飛び込んでいくには、あまりにも自分が未熟であるという躊躇と、何を基準に就職先を選択すればいいのかについて、考えあぐねていたからである。働きやすさ、待遇の良さ、暮らしやすさ、将来性など、周囲の学生の会話に聞き耳を立てながら、私の中には何か釈然としないものがあった。そんな暮れも押し迫ったころ、「浦河赤十字病院」の話が舞い込んできた。浦河町は、北海道日高という、札幌からえりも岬のある南東に四時間ほど急行列車に揺られると行き着く、海辺の小さな過疎の町（当時の人口は約二万人で、現在は一万四千人強）である。

私も、求人があったのは掲示で知っていたが、気にも留めずにいるうちに、いつの間にか「最も不人気」な求人先となっていた。「希望者なし」という連絡を受けた病院側が、再度、ダメ押しで「誰かいないでしょうか」と泣きつき、教員が就職先の決まっていない学生に片っ端から打診し、最後にお鉢が回ってきたのが私だったのである。「とりあえず、下見の気分で行くだけでいいから」と言われ、師走の慌しい時期に一番列車に乗り込み浦河に向かった。四時間近く列車に揺られて到着した海沿いの小さな駅舎の浦河駅に降り立ち、眼前に広がる櫛の歯が抜けたように立ち並ぶ老朽化した町並みをみたとき、私の中に「この町で暮らすのか」という暗澹《あんたん》たる思いと、いいしれぬ深い後悔の念が沸き立ち、反面、そのような自分の思いに戸惑いを感じ、うろたえる自分に愕然《がくぜん》とするもう一人の私がいた。そして、自らの中に見出した後悔や不安の思いと、東京都の二倍の広さの過疎地域のたった一人のワーカーという現実の孤立感を感じたとき、私の中の「何を基準に就職先を選ぶか」という問いに、一つの選ぶべき道筋が見えたような気がした。それが「苦労できること」だった。

＊

ソーシャルワーカーとしての私が最初にしたのは、町の保健師さんに「この町で、今、一番困っている人を紹介してください」と頼むことであった。紹介されたのが、病院の近くの団地で暮らすアルコール依存症の父親を抱えるAさん一家であった。町内には、そのAさんの親戚も数多く暮らし、それぞれの家族がみんなアルコール依存症者を身内に抱え、修羅場を繰り広げていた。以来、その家族の困難の渦とそこで育つ多くの子どもたちとの三六五日二四時間のかかわりがはじまった。精神障害を持つ人たちが、地域に根ざした暮らし——人とのつながり——を取り戻すために、まず、ソーシャルワーカーが、「隣人」としてつながりを築く必要を痛感し、町の旧《ふる》い教会堂（後のべてるの家）でメンバーと同じ屋根の下で暮らす「実験」にも挑戦した。それからはじまったソーシャルワーカーとしての歩みは、今思うと本当に「汗顔の至り」ともいうべき、失敗だらけの日々であった。駆け出しのころ、酒代に生活費を費やし、住んでいた寮に早朝、酒臭い息で「おつゆの身っこ買ってけれ——味噌汁の具を買ってほしい——」とやってくる依存症者に、せっせと食料を差し入れていたこともある。おそらく、精神保健福祉士としての教育を受けた新人であれば、決してしないであろう愚かしい失敗を重ねながら、私は、自分がソーシャルワーカーであることの意味を問い続けてきた。

今回、これまで書き溜めてきた私なりのソーシャルワーカーとしての実践の足跡を整理し、加筆修正して一冊にまとめる機会を得た。私は決して、いわゆる「研究者」ではない。汗にまみれた臨床家の端くれであり、新しい考え方を取り入れた製品を生み出そうと奮闘する町工場の油まみれの工員を自認してきた。その中でいまも、大切にしているのは、クライエントの最も困難な現実の中に立ちつつ、まさしく「クライエントの場からの出発」を志すソーシャルワーカーであり続けることである。それを、ある統合失調症を抱えるメンバーは、「魂の対峙《たいじ》ができる人」「人として、自分にぶつかってきてくれる人」と表現している。それは、クライエントの抱える生きづらさの現実の内側にともに立つことを意味する。それは、リスクを伴うことである。しかし、そこから起きるであろう幾多の「失敗」は、私がそうであったように「無駄のない、意味ある失敗」である。クライエントとその「失敗」を笑いながら共有できたとき、その失敗の現実は、「順調な失敗」となるのである。その失敗に、果敢に飛び込んでくる若いソーシャルワーカーの輩出を期待している。ともすれば、小奇麗な関係調整やクライエントからすれば「誰が自分の味方なのか見分けがつきにくい」チーム・アプローチの中にのみ埋没するのではなく、クライエントの生きている現実の真っ只中に、たった一人になっても、黙々と居続ける気概と「人間の信じ方」ができるソーシャルワーカーが育ってほしいと思っている。この本に盛られたささやかな経験が、その一助になれればと思っている。

＊

最後に、今回の企画の中で十分語りつくせなかったのが「障害者自立支援法」についての私の理解と考え方についてである。本当に長い間、求め続けてきた「精神障害者にも福祉法を」という関係者の悲願を実現したのが、精神保健福祉法であり、それを具現化したのが障害者自立支援法である。そこに貫かれた理念とそれを実現するためのきわめてマニアックなシステムには、感心するばかりだが、正直いって「障害者自立支援法」には、なんともいいようのない「居心地の悪さ」がある。それは、福祉だけではなく、医療や教育も含めた施策全体を貫く「見えざる思惑」に対する嫌悪感であり、私自身の警戒心なのかもしれない。そこには、国の責任を曖昧にしたまま「民活」に頼ってきたわが国の精神医療の荒廃と同じ構図が透けてみえる。それは、本来は精神医療体制が、精神障害を抱えた人たちの治療や社会参加を促進するためにあるべきなのに、いつの間にか、それが反転し「精神科病院を中心とした精神医療体制を維持するために患者は存在し続ける」構図ができあがり、その現状から脱しないまま、同じ過ちを福祉においても繰り返そうとしていることである。それは、私の勤める病院が、病院をリニューアルするために「地域精神医療の充実」の名の下に、原資を精神科病床の増床――五〇床、七〇床、九〇床、一三〇床と増床を重ねてきた――による診療報酬に頼らざるを得なかったという歴史の過ちと同じ構図である。そこには、企業が存続するために、常に消費者の関心を喚起し、商品を購入してもらうことによって企業活動が成り立ち、そこで働く労働者の生活が成り立つというコマーシャルベースな発想を取り入れてきた弊害がある。それを自立支援法に置き換えると、現場では、利用者とは施設に報酬をもたらす「客」となり、その「客」の囲い込み方が施設の存亡を左右し、少ない職員の負担を軽減するために、できるだけ手のかからない「客」を、いかに長く通わせられるかが経営上のポイントになる。そこでは、幻覚や妄想という重い障害を抱えても、地域で暮らすことにこだわってきた浦河の伝統は、報酬の上では足かせになり、スタッフを追い詰め経営を圧迫する。スタッフはといえば、作業所時代には考えられなかったほどの膨大な書類作りに忙殺され、そのことで、特にべてるの家が特徴としてきた当事者を中心とした施設運営は、危機に瀕し、障害者自立支援法は、今や、「当事者スタッフ排除法」と呟きたくなる要素を孕んでいる。しかし、そのような現状の中でも、苦労を重ねながら、働き方と経営についてのしたたかな模索が今も続いている。転んでも、ただでは起きないのが浦河の伝統でもある。

結論をいえば、精神保健福祉は、明確な国としての責任と十分な財源、そして、市民参加をうながす手立てと、そのサービスの内容と質を担保するために専門家ばかりではなく、利用者と市民を巻き込んだチェック体制をいかにつくるかが大切になってくる。

*

最後に、今回の企画を辛抱強く支え、後押ししていただいた金剛出版の中村奈々さん、これまでのソーシャルワーカーとしての日々をともに歩んできた私の家族とべてるの家や浦河赤十字病院の利用者とスタッフ一人ひとりに深く感謝したい。

二〇〇八年十一月

向谷地　生良

〔初出一覧〕

序　章　「当事者研究が開く世界」『精神療法』第三四巻第四号、二〇〇八年

第一章　「「べてるの家」から学ぶもの——精神障害者の生活拠点づくりの中で」『こころの科学』六七号、一九九六年

第二章　「生きる苦労を取り戻す」『精神障害とリハビリテーション』六巻一号、二〇〇二年

第三章　「セルフヘルプ・グループの意義と専門家の役割——「無力」と「弱さの力」の視点から」『精神療法』第三一巻第四号、二〇〇五年

第四章　「仲間の力」『精神療法』第二八巻第六号、二〇〇二年
「爆発ミーティングの試み」『精神科臨床サービス』第三巻第三号、二〇〇三年
「S・A（Schizophrenics Anonymous）の設立の経過と実際」『精神科臨床サービス』第三巻第一号、二〇〇三年

第五章　「生活の中での統合失調症の精神療法」『精神療法』第三一巻第一号、二〇〇五年

第六章　「統合失調症をかかえる当事者の〝生きづらさ〟をテーマにした「当事者研究」の実践と心理教育」『最新精神医学』第十一巻第六号、二〇〇六年

第八章　「浦河べてるの家の活動とPSWの役割」『最新精神医学』第四巻第二号、一九九九年

第九章　「浦河における「当事者スタッフの育成」の歩みと課題」『精神障害とリハビリテーション』八巻一号、二〇〇四年

第十章　「安心して絶望できる人生」『日本グループホーム学会 in 北海道』二〇〇七年

向谷地　生良（むかいやち・いくよし）

北海道医療大学看護福祉学部臨床福祉学科教授
社会福祉法人浦河べてるの家理事
浦河赤十字病院ソーシャルワーカー（非常勤）

●著書
『安心して絶望できる人生』（ＮＨＫ出版，2006年，共著）
『「べてるの家」から吹く風』（いのちのことば社，2006年）
『〈シリーズケアをひらく〉技法以前―べてるの家のつくりかた』（医学書院，2009年）

統合失調症《とうごうしっちょうしょう》を持《も》つ人《ひと》への援助論《えんじょろん》
――人とのつながりを取り戻すために――

2009年1月20日　発行
2011年5月31日　四刷

著　者　向谷地 生良（むかいやち・いくよし）
発行者　立石 正信
発行所　株式会社 金剛出版
〒112-0005 東京都文京区水道1-5-16
電話 03-3815-6661　振替 00120-6-34848

印　刷　あづま堂印刷
製　本　あづま堂印刷

統合失調症《とうごうしっちょうしょう》を持《も》つ人《ひと》への援助論《えんじょろん》
人とのつながりを取り戻すために

2023年10月20日　オンデマンド版発行

著　者　　向谷地生良
発行者　　立石正信

発行所　株式会社 金剛出版　〒112-0005　東京都文京区水道1-5-16
tel. 03-3815-6661　fax. 03-3818-6848　http://kongoshuppan.co.jp

印刷・製本　株式会社デジタルパブリッシングサービス
https://d-pub.sakura.ne.jp

AM

ISBN978-4-7724-9056-6　C3047　Printed in Japan © 2023